CONTRIBUTION A L'ETUDE

DES

ANÉVRYSMES DE L'AORTE

DES

ANÉVRYSMES MULTIPLES

PAR

A. DE LA CUÉVA,

Docteur en médecine de la Faculté de Paris,

PARIS

O. BERTHIER, LIBRAIRE-ÉDITEUR

104, BOULEVARD SAINT-GERMAIN, 104.

1881

CONTRIBUTION A L'ÉTUDE

DES ANÉVRYSMES DE L'AORTE

DES

ANÉVRYSMES MULTIPLES

CONTRIBUTION A L'ETUDE

DES

ANÉVRYSMES DE L'AORTE

DES

ANÉVRYSMES MULTIPLES

PAR

A. DE LA CUÉVA,

Docteur en médecine de la Faculté de Paris,

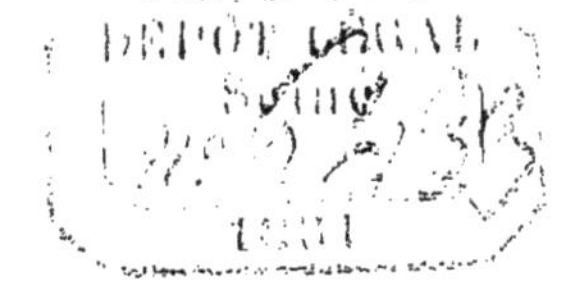

PARIS

O. BERTHIER, LIBRAIRE-ÉDITEUR

104, BOULEVARD SAINT-GERMAIN, 104.

1881

CONTRIBUTION A L'ÉTUDE

DES ANÉVRYSMES DE L'AORTE

DES

ANÉVRYSMES MULTIPLES

PRÉFACE.

Ayant eu l'occasion de voir dans le service de M. le
Dr Dujardin-Beaumetz, à l'hôpital Saint-Antoine, un cas
d'anévrysme multiple de l'aorte, diagnostiqué pendant la
vie du malade, nous avons voulu connaître le degré de fréquence de cette particularité pathologique, dont la plupart
des auteurs classiques ne parlent pas, et nous avons
trouvé qu'il existait dans les anciens journaux de médecine un nombre assez considérable d'observations de ce
genre.

Nous les avons amassées et nous allons essayer de faire une étude comparative entre cette variété d'anévrysme et l'anévrysme simple de l'aorte, de façon à pouvoir conclure si l'affection que nous avons eue sous les yeux doit être présentée ou non comme une forme anévrysmale, diagnosticable pendant la vie, différant des formes ordinaires par l'étiologie, les lésions, le pronostic ou le traitement.

M. le Dr Dujardin-Beaumetz, à qui nous fîmes part de nos intentions de faire, du cas observé dans son service, le sujet de notre thèse, a eu la complaisance d'encourager nos recherches, en nous donnant quelques précieux renseignements bibliographiques et l'original de la communication qu'il avait faite à la Société des hôpitaux en même temps qu'il autorisa son dessinateur, M. L. Hugon, de tirer à part pour nous quelques exemplaires de la planche coloriée, qui accompagnait son mémoire, et que nous avons cru devoir placer à la fin de notre étude, pour que l'observation ne laisse rien à désirer.

Qu'il nous soit permis de lui exprimer ici notre reconnaissance, non seulement pour ses conseils d'aujourd'hui, mais aussi pour la bienveillance qu'il a toujours montrée pour nous, alors que nous étions attaché à son service en qualité de stagiaire.

Cet agréable devoir accompli, nous allons exposer en quelques mots le programme que nous nous proposons de suivre dans cette étude.

Il y aura dix chapitres, savoir: étiologie, anatomie-pathologique, symptômatologie, durée, marche et terminaisons, diagnostic, pronostic, traitement, observations, conclusions, index bibliographique.

Dans le premier chapitre, nous étudierons les causes capables de produire l'inflammation chronique de l'aorte et

par conséquent les anévrysmes en général uniques ou multiples.

Dans le deuxième chapitre nous en ferons autant à propos des lésions cadavériques trouvées dans l'une ou l'autre variété.

Dans le troisième chapitre, que nous subdiviserons en
trois parties, nous étudierons successivement : 1° les signes
à l'aide desquels on peut arriver à diagnostiquer un anévrysme aortique ; 2° les signes qui pourront nous servir
pour rétablir le siège de cette lésion (aorte ascendante,
crosse, aorte descendante, aorte abdominale) ; 3° enfin les
signes qui peuvent nous révéler l'existence de plusieurs
anévrysmes sur l'aorte.

Dans le quatrième chapitre nous ne ferons pas de subdi-
visions et nous serons très brefs.

Dans le cinquième chapitre (diagnostic), nous suivrons
à peu près le même ordre que pour celui des symptômes.

Dans le sixième chapitre, destiné au pronostic, nous serons encore plus bref que dans celui de la marche de la
maladie, et nous nous contenterons de dire laquelle des
deux variétés est la plus grave.

Dans le septième chapitre, c'est-à-dire dans le traitement
nous aurons seulement en vue les anévrysmes multiples.

Dans le huitième chapitre, nous placerons les unes après
les autres les observations et notes sur les cas d'anévrysmes multiples que nous avons pu recueillir, et nous ferons
suivre chaque observation des réflexions qu'elles ont pu
nous inspirer.

Les deux derniers chapitres seront destinés à nos conclusions et à l'index bibliographique des ouvrages que
nous avons consultés.

Nous aurions voulu faire un travail plus complet, mais

des circonstances spéciales nous l'ont empêché... Il y aura beaucoup de lacunes dans ce travail, mais d'autres les rempliront et feront peut-être ce que j'aurais voulu faire moi-même, c'est-à-dire quelque chose de plus instructif et mieux écrit.

ÉTIOLOGIE.

Nous pouvons classer les causes capables de déterminer un anévrysme d'origine interne en deux groupes principaux : 1° causes mécaniques, 2° causes individuelles, comme il a été fait par M. le Dr Mandron dans son excellente thèse sur les « Anévrysmes spontanés en général » (Paris, 1866).

A. Causes mécaniques. — Dans le premier groupe, celui des causes mécaniques, il y a à considérer d'une part le degré de résistance des parois de l'aorte et d'une autre part le degré d'énergie avec lequel le sang frappe la paroi de l'artère.

Car on ne peut pas concevoir qu'un anévrysme se produise sans que l'équilibre entre la force du choc de l'ondée sanguine et la résistance de la paroi soient rompus.

a. *Causes qui produisent l'affaiblissement de la paroi artérielle.* — Les causes qui diminuent la résistance de la paroi de l'aorte sont celles qui produisent la destruction plus ou moins complète de sa tunique moyenne. Telles sont les transformations graisseuses, et les dégénérescences athéromateuses et calcaires, dernières étapes d'une autre affection à laquelle l'aorte est très susceptible, l'endartérite aiguë et, surtout, l'endartérite chronique.

b. *Causes qui augmentent la force de la pression du sang sur le point affaibli.* — Quant à la tension exagérée au niveau du point affaibli, elle dépend des deux ordres de causes suivantes :

1° *Causes inhérentes à l'organisme.* — M. le professeur Peter dans ses « Leçons de clinique médicale, » les a résumées sous forme de lois qu'il appelle *loi des diamètres, loi des courbures, loi des éperons,* auxquelles il faut ajouter quelquefois la plus forte impulsion du sang dans l'aorte par le cœur hypertrophié, ou l'influence que l'insuffisance aortique et surtout les rétrécissements et les oblitérations de l'aorte ont sur la tension du sang dans l'artère.

Les lois de M. Peter, sont confirmées par les tableaux dressés par Lobstein et Rokitanski, et correspondent aux différentes conditions de calibre, courbure et déviations artérielles invoquées par la plupart des auteurs.

Les endroits de l'aorte que nous indiquons, dans notre chapitre d'anatomie pathologique, comme le siége le plus ordinaire des anévrysmes (aorte ascendante au niveau de ses insertions péricardiques, coude formé par la réunion de l'aorte ascendante avec la portion horizontale de la crosse, partie culminante de la convexité de la crosse, coude formé par la réunion de la crosse avec le commencement de l'aorte pectorale descendante, aorte abdominale au niveau de sa bifurcation), sont précisément les endroits où le diamètre de l'artère est plus grand, où celle-ci s'incurve plus, et où l'on trouve les éperons, dont M. le professeur Peter parle, sur lesquels l'ondée sanguine vient frapper avec plus de force.

2° *Causes dépendantes de la vie de relation.*—Se réduisent à quatre : les *mouvements violents*, les *efforts prolongés*, (efforts de respiration), *les chocs reçus sur la poitrine* et les *émotions morales vives*.

C'est à ce point de vue que certaines *professions*, comme par exemple, celles de *postillon*, de *joueurs d'instruments à vent*, ou de *chanteurs*, exposent aux anévrysmes. Il en est de même du *travail de l'accouchement*.

Quant aux *émotions morales*, elles semblent aussi avoir une part assez active dans l'étiologie des anévrysmes et sont surtout l'apanage des habitants des grandes villes, mêlés dans les affaires politiques ou dans les affaires de salon.

B. Causes individuelles. — Ajoutons à ces causes quelques particularités individuelles, telles que l'âge, le sexe, le tempérament, les habitudes, la constitution et l'influence de l'alcoolisme chronique, de la syphilis et de certaines diathèses, et nous aurons presque au complet toutes les causes indirectes qui peuvent avoir une influence plus ou moins éloignée sur cette maladie.

a. *Age.* — La fréquence des anévrysmes de l'aorte est surtout prononcée dans la période de cinquante à soixante ans, c'est-à-dire lorsque les influences séniles commencent à se faire sentir ; puis ensuite, dans la période comprise entre trente et quarante ans, âge où l'hommé se livre le plus au travail corporel ou à la vie agitée dont nous avons parlé plus haut. Cette période de la vie est aussi celle ou l'homme, par aberration d'esprit, fait plus d'excès, pour profiter, *jusqu'au bout*, de ses dernières années de jeunesse.

M. Luton, dans son article Anévrysme de l'aorte inséré dans le Nouveau dictionnaire de médecine et chirurgie, en outre des moyennes d'âge que nous lui avons empruntées, cite comme exceptionnel un cas d'anévrysme, rapporté par Breschet, observé chez une petite fille de 10 ans et demi, et ajoute, d'après Corvisart, que « l'âge le plus avancé auquel cette affection ait été rencontrée ne dépasse guère 80 *ans*.» A cette limite extrême, nous ajouterons que M. le Dr Hillairet fit connaître à la Société médicale des hôpitaux, dans la séance du 14 mars 1879, qu'il avait été témoin d'un cas d'anévrysme multiple de l'aorte, chez un vieillard de 82 *ans*.

b. *Sexe*. — Tous les auteurs sont d'accord pour admettre que les anévrysmes de l'aorte se rencontrent beaucoup plus souvent chez les hommes que chez les femmes.

Ceci est bien facile à comprendre, eu égard aux occupations de ces dernières, qui sont habituellement moins dures et moins fatigantes que celles de l'homme, et à ce qu'elles sont aussi plus sobres que ces derniers. Dans les relevés généraux de Crisp, les femmes ne sont mentionnées que dans un cinquième de cas d'anévrysmes de l'aorte. Dans une petite échelle, c'est aussi dans cette proportion que nous les trouvons dans nos observations d'anévrysmes multiples, où, sur 10 cas d'anévrysmes, 8 se rapportent à des hommes et 2 à des femmes.

Le *tempérament*, la *constitution*, les *habitudes*, qui ont été invoqués par la plupart des auteurs, ont une influence trop secondaire pour que nous fassions autre chose que les signaler.

L'influence de l'intoxication saturnine et du traitement mercuriel est encore à démontrer.

L'*alcoolisme chronique*, au contraire, semble avoir une influence incontestable sur la production de l'endartérite chronique.

Nous en dirons autant de l'action de la *syphilis*, qui n'était admise qu'avec une certaine réserve par la plupart des auteurs, mais qui, depuis les travaux de M. Lancereaux sur la syphilis tertiaire des artères (Archiv. de méd, t. II, 1873), et ceux plus récents encore de M. le professeur Charcot et de M. Fournier, semble un fait acquis.

Ce dernier observateur admet que l'anévrysme peut dériver de la syphilis comme conséquence des lésions diverses (prolifération cellulaire aboutissant plus tard à la dégénérescence scléreuse ou gommeuse) que la diathèse exerce sur les tuniques artérielles ; — ce qui veut dire que l'anévrysme de cette origine, n'est pas un véritable accident syphilitique, mais une simple conséquence vulgaire, commune, des lésions spécifiques développées sur le vaisseau. (*Bull. et Mém. de la Soc. des Hôpitaux*, 2ᵉ série 1879, p. 69.)

D'une façon indirecte aussi, certaines diathèses telles que la goutte et le rhumatisme peuvent, d'après M. Lancereaux art. Artérite, in. Dic. encyclopédique, (t. VI), être invoquées comme cause prédisposante des anévrysmes, par l'influence qu'elles ont sur la production de l'endartérite déformante.

M. le professeur Peter, à son tour, regarde la scrofule comme une autre cause prédisposante de l'endartérite.

On a aussi voulu, établir, dans ces dernières années quelques rapports entre la phthisie pulmonaire et l'affection qui nous occupe, et on a cité plusieurs exemples, dans lesquels des masses tuberculeuses entourant la crosse de l'aorte ont pu déterminer l'inflammation de la tunique externe de cette artère et, consécutivement, le développement d'une poche anévrysmale (Rob Mayne. professeur Jaccoud). D'autres auteurs, MM. Damaschino, Reclus etc., par exemple, ont vu des anévrysmes pulmonaires se développer à la suite d'une tuberculose de cet organe et donner lieu à des hémorrhagies foudroyantes. MM. Hanot, Raynaud, Oulmont, etc., citent aussi des exemples d'anévrysmes de l'aorte coïncidant avec les tubercules pulmonaires; seulement d'après ces auteurs, ici la tuberculose serait plutôt la conséquence d'une compression exercée par l'anévrysme, tantôt sur le pneumogastrique, tantôt sur l'artère pulmonaire, tantôt sur une bronche. Enfin des travaux beaucoup plus récents entrepris par M. Malassez permettent à cet auteur d'indiquer la possibilité du développement des tubercules dans les artères mêmes (Société de biologie, séance du 6 novembre 1880).

Nous signalons ces faits parce qu'ils semblent tous dus à une cause unique et principale : la déchéance vitale de nos tissus.

Enfin, on a signalé la possibilité d'une *diathèse anévrysmale* pour expliquer les cas de Munro, *Manec et Pelletan*, ainsi que d'autres cas d'anévrysmes multiples dans lesquels les altérations des parois de l'aorte sont très manifestes. Mais nous croyons qu'il faut encore étudier beaucoup cette question avant de se prononcer, et en attendant nous préférons attribuer la multiplicité des anévrysmes à une simple généralisation de l'endartérite.

ANATOMIE PATHOLOGIQUE.

Ce qui distingue, à l'autopsie, l'anévrysme *multiple* de l'aorte de l'anévrysme *unique* du même vaisseau, c'est la présence de *plusieurs* poches anévrysmales sur le trajet de l'artère.

Ces poches, dont le nombre est variable (on en compte jusqu'à 5 ou 6; voyez observation VIII), sont plus nombreuses au niveau de la crosse et de l'aorte pectorale; mais on a vu des exemples où les trois portions de l'artère étaient simultanément le siège de ces tumeurs (obs. II). Leur forme et leur volume sont également très variés : sur un même sujet on a pu constater des tumeurs grosses comme une orange ou une tête de fœtus à terme, à côté d'autres tumeurs du volume d'un œuf de pigeon ou plus petites; les unes piriformes, les autres bosselées, etc., etc. Le sang passe de l'artère dans ces sacs, par une ouverture plus ou moins grande, et quelquefois ne passe pas du tout, parce que l'ouverture est oblitérée par des caillots.

En un mot, sauf la multiplicité des sacs anévrysmatiques qui ont pris naissance sur l'aorte, les lésions anatomiques qu'on trouve dans le cas d'anévrysme multiple sont les mêmes que celles qui ont été décrites dans les cas d'anévrysme unique : elles occupent l'artère, le sac et les parties voisines.

Nous allons par conséquent étudier ici : 1° *le sac anévrysmal* (forme, siége, parois et contenu); 2° *l'état des parois de l'artère*; 3° *l'état des organes ou parties voisines.*

A. *Sac anévrysmal.* — a. *Forme.* — Elle peut se rapporter aux quatre types suivants décrits par MM. les professeurs Broca et Lefort : *fusiforme, sacciforme, cratériforme, et kystogénique* ou *cupuliforme,* suivant que la poche s'est formée aux dépens de toute la circonférence de l'artère ou d'une plus ou moins grande étendue de l'un de ses segments.

L'*anévrysme disséquant* de Laënnec ne trouve pas place dans cette étude.

b. *Siége.* — Les endroits occupés de préférence par les anévrysmes de l'aorte sont : 1° l'aorte ascendante, immédiatement au-dessus de ses insertions péricardiques ; 2° le coude formé par la réunion de l'aorte ascendante avec la portion horizontale de la crosse ; 3° la convexité de la crosse ; 4° le coude formé par la réunion de la crosse avec l'origine de l'aorte pectorale descendante au niveau de la 4° vertèbre dorsale ; et 5° l'aorte descendante (portions thoracique et abdominale). Ce renseignement du siége ordinaire des poches peut nous servir pour chercher les signes d'expansion et les souffles de la tumeur, dans tous ces endroits qui correspondent, à l'extérieur : 1° aux espaces intercostaux des premières côtes droites près du bord droit du sternum, 2° à la fossette sus-sternale et aux creux sterno-mastoïdiens des deux côtés, 3° à l'espace compris entre le bord gauche de la colonne vertébrale et le bord spinal de l'omoplate gauche ; 4° à la région épigastrique ou à la région lombaire.

c. *Parois.* — Les parois de la poche anévrysmale n'ont été bien étudiées que dans ces dernières années par MM. Ranvier et Cornil, dont les recherches histologiques

semblent avoir mis fin aux interminables discussions sus-
citées par les théories de Haller, Dubois et Dupuytren,
d'une part, de Scarpa de l'autre, théories qui n'étaient
fondées que sur de simples appréciations macroscopiques.

Le microscope a pu apprendre à MM. les docteurs Cornil
et Ranvier : 1° que « tous les anévrysmes spontanés sont
« les mêmes au point de vue histologique, c'est-à-dire que
« la poche est constituée par la tunique interne et la tuni-
« que externe modifiées par l'inflammation et dilatées
« sous l'influence de la pression du sang, la tunique
« moyenne ayant disparu en totalité ou en partie », 2° que
« la membrane qui compose la poche anévrysmale paraît
« formée par un seul tissu, dont la structure est semblable
« à celle de la tunique interne de l'aorte modifiée par
« l'inflammation, » au milieu duquel la tunique moyenne,
très amincie et presque complètement détruite, se trouve,
pour ainsi dire, noyée, tandis que la tunique externe, par-
tageant l'inflammation de la tunique interne, revêt les
mêmes caractères que cette dernière ; 3° que ce tissu de nouvelle formation, « composé de lits de cellules plates sé-
« parées par une substance vaguement fibrillaire, » est
susceptible de « modifications semblables à celles que l'on
« trouve dans l'endartérite chronique, c'est-à-dire de la
« transformation graisseuse, de l'athérome et de la pétri-
« fication, au point de pouvoir rencontrer des poches
« anévrysmales anciennes formées par une carapace
« calcaire, solide et inextensible » 4° enfin, que la distension de la poche anévrysmale « n'arrête pas l'évo-
« lution du tissu morbide ; » ce qui explique comment
l'épaisseur des parois de la poche, lorsque celle-ci atteint
un volume considérable, non seulement n'est pas diminuée
mais est, au contraire, augmentée.

d. *Contenu.* — A l'ouverture du sac anévrysmal, on constate que son intérieur est rempli : 1° par du sang fluide, 2° par des caillots *mous* (*caillots passifs* du professeur Broca), et 3° par des lames de fibrine élastiques, grisâtres ou translucides, présentant des stries opaques et qui se séparent en feuillets (*caillots actifs* de Broca, *caillots fibrineux* des auteurs, *caillots durs*).

Les caillots mous occupent ordinairement le centre du sac; ils offrent les mêmes caractères physiques que les caillots obtenus par la saignée, et, comme ceux-ci, ils sont constitués par un réseau de fibrine dans lequel les globules sanguins sont enveloppés.

Les caillots durs ou fibrineux renforcent la paroi de l'anévrysme et peuvent amener l'oblitération de la tumeur. Ils sont constitués par un nombre infini de lames concentriques, d'autant plus décolorées, minces, résistantes et courtes, qu'elles se rapprochent plus du fond du sac anévrysmal, entre lesquelles on observe des îlots jaunâtres formés par des granulations graisseuses et du pigment sanguin. Dans certains points de leur périphérie, les caillots fibrineux peuvent en outre subir la désintégration granuleuse, de façon à former de petites anfractuosités irrégulières.

MM. les professeurs Broca, Richet et Lefort, qui ont étudié la formation des caillots mous et des caillots durs, ont émis, chacun, une théorie différente que nous pouvons résumer ainsi :

I. Théorie de broca. — D'après cet observateur : 1° les caillots sont primitivement actifs ou passifs, et naissent d'une manière différente. Le caillot *passif* se forme « lors-« que le sang cesse d'obéir aux lois de la vie, » c'est-à-dire, lorsqu'il est stagnant, complètement arrêté; le *caillot actif*, au contraire, naît « sous une influence vitale, » c'est-à-dire lorsque la circulation artérielle n'étant pas interrompue, la fibrine ¦se dépose lentement sur les parois de l'anévrysme ; 2° Un caillot passif ne peut se transformer ultérieurement en caillot actif.

II. THÉORIE DE M. RICHET. — M. le professeur Richet admet : 1° que les caillots fibrineux sont primitivement fibrino-globulaires (caillots mous), et 2° que cette transformation peut s'opérer par inflammation, que ces caillots soient ou non séparés de la circulation.

III. THÉORIE DE M. LEFORT. — M. le professeur Lefort pense : 1° que M. Richet a raison d'admettre que les caillots passifs sont, contrairement à l'opinion de Broca, susceptibles de se transformer en caillots actifs ou fibrineux ; 2° que M. Richet a tort d'admettre que cette transformation puisse s'effectuer sans que le sac anévrysmal soit en communication avec l'artère, c'est-à-dire si les caillots mous sont séparés de la circulation artérielle.

D'après MM. Broca et Richet, les caillots fibrineux seraient en outre susceptibles d'un certain degré d'organisation ; mais des recherches microscopiques plus récentes ont permis de constater qu'il n'y a pas dans ces caillots la moindre trace d'organisation, c'est-à-dire que les vaisseaux et les noyaux cellulaires y font défaut. (Cornil et Ranvier ; Magnan et Petit, obs. IV). On y voit seulement, « après l'action du carmin et de l'acide acétique, des corpuscules colorés en rouge, vestiges de globules blancs emprisonnés dans le coagulum fibrineux, et, dans la boue athéromateuse qui s'est substituée parfois aux lames en contact avec la paroi de la poche, des granulations protéiques et graisseuses, des cristaux de cholestérine et des globules blancs caséeux » (Cornil et Ranvier).

Quant à l'arrangement des lames stratifiées, il est très variable. Dans les anévrysmes petits (cupuliformes), les lames les plus externes garnissent seulement le fond du sac ; celles qui viennent ensuite ont une plus grande étendue, et les internes seules atteignent le collet du sac. Donc, on peut dire que la longueur des feuillets concentriques est en raison directe avec leur degré d'éloignement du fond de la poche anévrysmale, ou, ce qui revient au même, que les lames stratifiées sont d'autant plus étendues qu'elles sont plus jeunes ; car on sait que les couches les plus externes sont aussi les plus anciennes. — Sur les anévrysmes volumineux, cette disposition est moins simple, mais on peut y reconnaître des changements de rapport qui ont dû se produire brusquement (voyez l'obs. IV et les exemples donnés par MM. Cornil et Ranvier).

B. *Parois de l'artère.* — Lorsqu'on fend l'aorte, dans toute sa longueur, on remarque souvent, surtout au voisinage de l'orifice du sac anévrysmal, des traces d'une endartérite chronique assez avancée, telles que des dépôts athéromateux ou calcaires, plus ou moins nombreux ; mais parfois on y observe seulement des plaques athéromateuses très petites, autour desquelles la tunique interne du vaisseau est épaissie et décolorée. — Quelquefois on y voit aussi des ulcérations et même des perforations (obs. III). Dans les cas douteux d'altérations, c'est-à-dire dans ceux où l'œil nu n'a pu découvrir aucune des lésions caractéristiques de l'inflammation de la tunique interne de l'artère, le microscope tranche la question et montre qu'aucun anévrysme spontané ne peut se produire sans que la résistance des parois artérielles soit préalablement amoindrie par un travail inflammatoire quelconque.

C. *Etat des parties voisines.* — Le développement progressif de la poche anévrysmale produit autour d'elle, — par la compression que le sac exerce sur les tissus et les organes voisins, — des désordres d'autant plus nombreux et intenses que l'anévrysme est plus volumineux. Ces désordres sont, pour la plupart, dus à l'inflammation. C'est ainsi que se produisent ces pertes de substance des côtes, des corps des vertèbres, de la clavicule ou du sternum ; ces perforations de la trachée et des bronches, de l œsophage, du péricarde, de la plèvre et de la peau ; ces paralysies de la glotte, déterminées par la destruction du nerf pneumogastrique ou du nerf laryngé inférieur ; ces douleurs irradiées si vives, qui sont la conséquence d'une névrite ; ces oblitérations artérielles ou veineuses, et ces anévrysmes variqueux. C'est aussi sous l'influence de l'irritation causée par la pression de la poche anévrysmale, que l'on voit les inflammations adhésives des organes qui avoisinent l'anévrysme s'étendre quelquefois à une région éloignée, et déterminer, par exemple, un phlegmon du médiastin ou des pneumonies catarrhales et caséeuses, (Cornil et Ranvier).

A ces lésions il faut en ajouter d'autres, occasionnées d'une manière plus indirecte encore, par l'existence d'un anévrysme à l'origine de l'aorte. Nous voulons parler de l'insuffisance des valvules sigmoïdes que l'on observe assez souvent, et qui est probablement due à la distension exagérée que ce vaisseau subit au niveau de l'orifice aortique, au moment de la systole artérielle, lorsque l'ondée rétrograde, augmentée de tout le sang de la poche, vient frapper avec plus de force sur les valvules malades.

SYMPTOMATOLOGIE.

A l'exemple de M. le professeur Jaccoud, nous pouvons diviser les signes, à l'aide desquels nous soupçonnons l'existence d'un anévrysme : 1° en *signes présomptifs,* résultant de la compression exercée par une tumeur thoraco-abdominale, sur différents organes ; 2₀ en *signes physiques* révélant la nature anévrysmale de la tumeur intra-thoracique ou abdominale.

Ce sont les *signes présomptifs* qui se montrent les premiers, par conséquent ils pourraient être nommés *symptômes du début* ou *symptômes initiaux* de la maladie.— Les *signes physiques,* au contraire, se montrent à une période assez avancée de la maladie, et même assez rapprochée de la mort ; de sorte que, par les mêmes raisons, ils pourraient être désignés sous le nom de *symptômes de la fin* ou au moins, de *symptômes de la maladie à son apogée.*

Dans la clinique des hôpitaux, habituellement nous ne voyons les malades porteurs d'un anévrysme aortique que lorsque la maladie a fait des progrès, et, comme la plupart sont peu observateurs, nous ne devons pas nous étonner de voir combien il y a de lacunes, lorsqu'on veut reconstituer à l'aide des observations prises au lit des malades, la série de symptômes initiaux qui pourraient à peu près nous donner une idée de l'époque vers laquelle la maladie a *dé-buté* (1), surtout si les symptômes de compression ont été très faibles.

Nous ne nous occupons pas de décrire ici, l'*anévrysme unique de l'aorte*, tel que nous l'avons observé au lit des malades ou que nous l'avons étudié dans les traités de pathologie : c'est l'*anévrysme multiple* qui fait le sujet de notre description, et nous devons, par conséquent, chercher s'il y a quelques différences dans les symptômes. Mais pour arriver à établir une sorte de symptomatologie clinique de la maladie qui nous occupe, nous devons commencer par signaler quels sont les *symptômes initiaux* et les *symptômes de la maladie à son apogée* de l'anévrysme *unique,* et, nous aidant, après, des réflexions tirées des observations que nous avons pu recueillir sur les *anévrysmes multiples* de l'aorte, tâcher d'en indiquer les différences cliniques.

Dans l'anévrysme *unique* de l'aorte, les *signes présomptifs* ou *initiaux* varient suivant les raports de l'artère avec les organes voisins; ainsi, par exemple, les symptômes de compression provoqués par un anévrysme de l'*aorte ascendante* diffèrent de ceux qui sont produits par un anévrysme de la *crosse proprement dite*, de l'*aorte descendante*, ou de l'*aorte abdominale*. — Il en est de même pour les *signes physiques*, obtenus par la *percussion*, par la *vue*, par la *palpation*, par l'*auscultation* et par l'*exploration du pouls,* surtout à l'aide du sphygmographe. — De sorte que, dans ce chapitre, destiné à la symptomatologie des ANÉVRYSMES MULTIPLES DE L'AORTE, il nous faudra pas-

______

(1) C'est à cause de cela que nous n'avons pas cru nécessaire de faire précéder ce chapitre d'un autre destiné au *Début.*

ser successivement en revue : 1.º les *symptômes présomptifs* et les *symptômes physiques* qui peuvent révéler l'existence d'une tumeur anévrysmale sur *n'importe quel point de l'aorte* ; 2º ceux des *symptômes présomptifs et physiques* qui nous permettront de diagnostiquer la *région de l'aorte occupée par la tumeur* ; 3º enfin, ceux des signes rapportés dans nos observations, à l'aide desquels il nous est permis de soupçonner, en présence d'un malade atteint d'anévrysme de l'aorte, l'existence de plusieurs de ces tumeurs sur la même artère.

Il y aura donc, dans notre chapitre, trois divisions : la première sera destinée à la *description de l'anévrysme de l'aorte en général* ; la deuxième à celle de l'*anévrysme de chaque région de l'artère en particulier*, et la troisième, à la *description des anévrysmes multiples du même vaisseau*.

§ 1. — DESCRIPTION DES SIGNES A L'AIDE DESQUELS ON PEUT RECONNAITRE L'ANÉVRYSME AORTIQUE.

1º *Signes présomptifs, symptômes du début.*

A. *Dyspnée.* — Ce symptôme, que nous voyons signalé, au début de la maladie, dans la plupart des observations que nous connaissons, est d'une intensité variable ; c'est-à-dire qu'il peut présenter les caractères d'une *oppression légère*, aussi bien que les proportions d'une *orthopnée très intense*. Il reconnaît pour cause, un obstacle à la respiration, occasionné par une tumeur intra-thoracique qui comprimerait : 1º *certains nerfs* (récurrents, pneumo-gastriques phréniques, sympathiques, etc,); 2º *l'arbre aérien* (tra-

chée, bronches, poumons) ; 3° *le cœur et l'artère pulmo-*
naire.

Cette difficulté de respirer, n'a rien de véritablement
caractéristique aux tumeurs du thorax, si ce n'est la *brus-*
querie de son apparition et sa *persistance.*

On voit en effet, quelquefois, des individus jouissant, en
apparence, d'une santé excellente, être subitement pris
d'accès de suffocation, qui vont toujours en s'aggravant et
qui ne les quittent plus un seul instant.

En dehors de ces deux traits, *brusquerie* et *persistance,*
la dyspnée provoquée par les tumeurs du thorax, n'a rien
de spécial ; tantôt elle ressemble à une angine de poitrine,
tantôt à un accès d'asthme, tantôt elle offre les caractères du spasme ou de la paralysie de la glotte, tantôt,
enfin, elle semble uniquement produite par une congestion
pulmonaire intense. C'est parce que la pathogénie de ce
symptôme, dans le cas de tumeur intra-thoracique et dans
les cas que nous venons de signaler, offre une grande ana-
logie. En effet, qu'il y ait une tumeur ou qu'il n'y en ait
pas, c'est toujours la *compression* d'un nerf présidant
l'acte de la respiration, ou le *trop grand afflux du sang*
dans le poumon, la source la plus commune de la dyspnée.

Gairdner, cité par M. Luton, décrit trois types de
dyspnée dans l'anévrysme aortique : 1° le *type laryngé* ;
2° le *type bronchique* ou *asthmatique* ; 3° le *type d'angine de*
poitrine.

On reconnaît le premier type, par le caractère bruyant
de l'*expiration* qui a été comparé au CORNAGE chez le cheval
par Chomel et Dalmas et surtout, par l'examen laryngoscopique. Le type asthmatique, offre les caractères habituels de l'asthme bronchique ou l'emphysème pulmonaire :
accès intermittents, *sibilance* et difficulté de l'expiration

qui est très prolongée, inspiration gênée ; sonorité normale de la poitrine ou offrant les modifications apportées par l'emphysème concomitant ; râles sibilants, etc... ; Quant au troisième type il est caractérisé comme la véritable *angine de poitrine*, dite essentielle, par une douleur poignante derrière le sternum, accompagnée d'irradiations douloureuses vers le bras et vers le cou, ainsi que d'une oppression extrême.

Les types de dyspnée que nous venons d'énumérer, et le type de *paralysie du diaphragme*, dont nous n'avions pas encore parlé, mais qui se trouve signalé dans les auteurs, peuvent-être reportés à une forme commune, que nous appelerons *dyspnée nerveuse*, due à la compression exercée par la tumeur, particulièrement, sur l'un des nerfs suivants : Récurrent, pneumogastrique, sympathique et phrénique (voir Paralysie du diaphragme).

La dyspnée, comme nous avons dit précédemment, est d'une intensité variable : celle qui dépend d'un spasme ou d'une paralysie glottiques, est ordinairement peu intense, parce que la compression exercée sur le récurrent ou le pneumogastrique est presque toujours unilatérale ; tandis que celle qui dépend de la compression directe des gros canaux aériens, par la tumeur même, est la plus pénible de toutes pour les malades, qui sont en proie à de véritables accès de suffocation. Les moyens cliniques qui pourront nous faire découvrir l'origine de cette oppression sont : L'étude des modifications de la voix, l'examen de la glotte à l'aide du laryngoscope, et l'auscultation de la poitrine.

C'est ainsi que, lorsque nous aurons affaire à un malade atteint d'accès de suffocation, si sa voix est parfaitement normale, et si l'examen laryngoscopique nous apprend que la glotte se dilate comme d'ordinaire, nous pouvons affirmer que l'origine de ces étouffements se trouve ailleurs et non pas dans le larynx ; par conséquent, nous devons chercher quelle est la partie de l'appareil respiratoire qui offre un obstacle à la respiration, en pratiquant l'auscultation des deux poumons, et si celle-ci donne pour résultat la diminution de la sonorité et de la respiration des deux côtés, et si l'expiration est sibilante nous devons diagnostiquer que l'obstacle siège au niveau de la trachée ou de sa bifurcation ; mais si nous trouvons que cette diminution ne porte que sur l'un des poumons, le siège de l'obstacle sera au niveau de l'une des bronches.

Nous avons tant insisté sur ce signe, que nous pouvons rencontrer dans des maladies très différentes, parce qu'à lui tout seul peut se borner toute la symptomatologie fonctionnelle de l'anévrysme aortique, ce qui a été assez souvent, la cause d'erreurs graves de diagnostic, commises surtout lorsqu'il a revêtu la forme du spasme de la glotte, de l'asthme ou de l'angine de poitrine, et en même temps parce qu'il est une des causes fréquentes de mort, chez les malades atteints d'anévrysme. Il faudra donc, toutes les fois que l'on sera en présence de ce symptôme commun à tant de maladies, avoir présent à l'esprit qu'il peut aussi être sous la dépendance d'une tumeur de l'aorte ; et si nous ne trouvons pas ailleurs rien qui explique la production de la dyspnée, nous devrons chercher si elle n'est pas le résultat d'un anévrysme latent. Comme complément aux modifications de la respiration observées, quand il y a une tumeur intra-thoracique, nous pouvons encore signaler : le *hoquet* produit par l'excitation du nerf phrénique (spasme du diaphragme) et la *toux* occasionnée par l'excitation du nerf pneumogastrique. Ce dernier phénomène se rencontre plus souvent que le hoquet et peut dans quelques circonstances offrir les caractères de la *toux férine*, étant parfois confondu, à cause de son opiniâtreté, avec la toux provoquée par la phthisie pulmonaire ou laryngée avec laquelle l'anévrysme coïncide fréquemment (Stokes).

B. *Altération de la voix.* — Il est aussi, fréquent, d'observer au début de la maladie, des troubles de la phonation consistant, tantôt en un simple affaiblissement de la voix sans raucité, ou bien en un véritable enrouement ou en une aphonie complète.

Lorsqu'il n'existe qu'un simple *affaiblissement* de *la voix*, la cause de cette altération réside dans le faible passage de l'air par la trachée, qui est directement comprimée par une tumeur ; mais lorsque le trouble phonateur a son origine dans le larynx, on observe l'*enrouement* (dysphonie) ou l'*extinction complète de la voix* (aphonie). Ces deux phénomènes sont sous la dépendance d'une *paralysie totale* ou *partielle* des muscles intrinsèques du larynx, résultant de la compression d'un des nerfs récurrents ou pneumogastriques. La paralysie unilatérale, beaucoup plus fréquente que la *paralysie double*, siége le plus souvent à gauche et, comme cette dernière peut déterminer, à une époque avancée de la maladie, l'*atrophie graisseuse* des muscles vocaux (Tood et Gairdner, cités par Luton).

Le spasme unilatéral de la glotte, occasionné par l'excitation de l'un des récurrents, peut provoquer *la contracture permanente de l'une des cordes vocales inférieures*, ce qui donne à la voix un timbre particulier désigné par M. Jaccoud sous le nom de *voix bitonal*, caractérisée par le dédoublement du son final en deux tons, l'un très bas et l'autre très élevé.

Comme on peut le voir l'altération de la voix, ainsi que l'altération de la respiration (Dyspnée) peut être divisée en deux formes différentes, l'une *nerveuse* et l'autre *par compression directe des organes respiratoires*.

C. *Dysphagie.* — Ce symptôme coïncide souvent avec d'autres signes de compression des voies respiratoires ; mais il peut aussi se manifester d'une façon indépendante. Il est déterminé : Tantôt par la *compression directe de l'œsophage*, tantôt par l'*excitation du pneumo-gastrique*. Dans le cas où l'œsophage est comprimé, l'oblitération de ce conduit, peut être presque complète.

D. *Troubles pupillaires.* — Ils consistent en un *spasme* ou une *paralysie du muscle radié de l'iris*, occasionné par la compression du sympathique, déterminant une *contracture permanente de la pupille* (forme paralytique) ou une *dilatation de la même* (forme spasmodique).

Ces troubles sont beaucoup plus rares que les autres symptômes que nous venons de décrire, et ont été signalés par Banks, Hare, Gairdner et Williamson, ainsi que par M. Russel et le professeur Jaccoud. Ce dernier auteur dit avoir observé un cas dans lequel les deux phases : spasme et paralysie, se sont succédées dans l'espace de quelques mois, ce qui confirme la loi de Stokes. Dans les observations où ces troubles se trouvent signalés, l'altération pupillaire était de même nature et occupait le même côté que l'altération des cordes vocales, excepté dans un cas, observé par Russel, cité par M. Jaccoud, dans lequel il y avait une paralysie du muscle dilatateur de l'iris accompagnant une contracture de la glotte.

E. *Douleur.* — Son *siège* est quelquefois indépendant de celui de la tumeur qui la provoque, car l'anévrysme con-

stitue, en somme, une affection qui n'est pas douloureuse
par elle-même. Dans quelques cas, on a vu, en effet, la
tumeur occuper la région thoracique, tandis que la douleur se montrait aux lombes, comme si elle était produite
par un anévrysme abdominal ; mais, le plus souvent, elle
apparaît à peu de distance de l'endroit où les frottements
du sac anévrysmal se font sentir sur les nerfs qui l'envi-
ronnent. Par conséquent, elle n'a pas de siège fixe et
occupe tantôt une région, tantôt une autre, suivant que
l'anévrysme s'est développé dans telle ou telle portion de
l'aorte ou des principaux vaisseaux qui émanent d'elle.
Parfois elle se montre au cou et aux bras ou bien derrière
le sternum, au niveau de l'épaule, de la colonne vertébrale,
etc. — Son *intensité* en est également variable ; térébrante
ou constrictive, dans certains cas, elle est vague, et sourde
dans d'autres. — Quelquefois ce symptôme a semblé mar-
quer le début de la maladie, comme par exemple dans le
cas de Rendle, chirurgien de la prison de Brixton, cité par
M. le professeur Lefort (1), dans lequel le premier indice
de maladie fut une douleur excessivement vive qui se manifesta brusquement à la région épigastrique et qui fut
suivie de près par l'apparition d'une tumeur pulsatile, que
l'on put constater cinq ou six mois plus tard ; mais, le
plus souvent, la douleur est vague et sourde, et ne se montre que très tardivement ou bien elle manque tout à fait,
comme nous possédons quelques exemples parmi nos
observations ; nous parlons, bien entendu, de la douleur
spontanée et non pas de la douleur provoquée par la pression avec la main lorsque la tumeur, faisant saillie à l'extérieur, se trouve pour ainsi dire coiffée par tous les filets

(1) Dict. encyclopédique. Art. Anévrysme, p. 527, t. IV, 2ᵉ partie.

nerveux qui passent près d'elle. Quelquefois, cependant, la maladie n'a donné lieu, pendant 4 ans, qu'à un seul symptôme, une douleur lancinante s'irradiant dans les nerfs du cou, de l'épaule et du bras gauche, comme dans un cas cité, par Valleix et Lorain.

F. *Troubles occasionnés par la compression des principaux troncs veineux*. — (Artère pulmonaire, veine cave supérieure, veine cave inférieure et troncs veineux brachio-céphaliques). Les plus remarquables sont : la turgescence veineuse et l'œdème.—L'un et l'autre peuvent être : 1° *Général* lorsque par suite de la compression de l'artère pulmonaire, le cœur droit et tout le système veineux se trouvent gorgés de sang; 2° *partiel et limité* : a. à la partie supérieure du corps, lorsque la compression porte sur la veine cave supérieure; b. à la moitié inférieure du corps, lorsque la veine cave inférieure est comprimée; c. unilatéral, lorsque la compression s'exerce seulement sur l'un des troncs veineux brachio-céphaliques.

G. *Dilatation des lymphatiques*. — On a pu la constater lorsque la tumeur anévrysmale comprime le canal thoracique.

H. *Troubles produits par la compression de la moelle épinière*. — Ils consistent en un simple affaiblissement des membres inférieurs ou bien en une paraplégie complète résultant de la compression qu'éprouve la moelle, lorsque la tumeur anévrysmale après avoir usé les corps des vertèbres, envoie dans le canal rachidien un prolongement qui peut même s'y rompre.

Laennec et Andral ont observé des cas où ces symptômes se sont manifestés.

I. *Expectoration. — Vomissement,* — Ni l'un ni l'autre de ces signes n'a aucune importance. A moins que le premier se soit transformé en hémoptysie et le second en hématémèse. Ils se montrent vers la fin de la maladie et indiquent, lorsqu'ils sont foudroyants, que la tumeur anévrysmale, soupçonnée par les autres signes que le malade avait fournis, s'est ouverte dans les voies respiratoires ou dans les voies digestives. C'est donc au chapitre « Terminaisons », que nous aurions dû en parler.

Un grand nombre d'autres signes fonctionnels sont énumérés dans les auteurs (J. Frank, Valleix, etc.); mais nous les passerons sous silence à cause de leur excessive rareté et de leur peu d'importance au point de vue du diagnostic.

2ᵉ *Signes physiques. — Signes de la maladie à son apogée. — Signes de certitude.* — Nous ne trouvons la plupart de ces signes qu'à une période très avancée de la maladie, lorsque la tumeur anévrysmale ayant pris un grand développement est appliquée contre les parois du thorax. De sorte que, si nous attendons pour diagnostiquer un anévrysme des portions sus-diaphragmatiques de l'aorte, — avant qu'il soit devenu superficiel, — l'apparition des signes perceptibles à la vue, au palper, à la percussion et à l'auscultation, notre tumeur serait longtemps méconnue.

Il faudra donc, toutes les fois que, par le récit des symptômes fonctionnels éprouvés par le malade, nos soupçons soient éveillés, nous adresser à l'état du pouls cardiaque et artériel, pour conclure à la probabilité d'un anévrysme. Et c'est avec les appareils enregistreurs mis en usage par MM. Marey et F. Frank, que nous pourrons distinguer avec une certaine précision le degré d'amplitude, etc. des pulsations du cœur et des artères carotides, radiales et crurales.

Plus loin nous verrons les caractères que la tumeur anévrysmale imprime au pouls, lorsque nous parlerons des anévrysmes de chaque région de l'aorte en particulier.

Ici, nous ne ferons qu'indiquer d'une manière générale les principaux traits physiques qui pourront nous faire reconnaître la tumeur aortique, lorsqu'elle se trouve assez près des parois thoraciques ou lorsqu'elle fait saillie à l'extérieur.

A. La *vue* nous permet parfois de constater, lorsque l'anévrysme est extérieur, une voussure thoracique, sans changement de couleur de la peau, animée de battements distincts de ceux du cœur ; ou bien une véritable tumeur au niveau de laquelle la peau est amincie et violacée.

Mais dans les cas où la tumeur est encore profonde, il n'existe pas la moindre trace de voussure et le centre des battements est remplacé par un simple soulèvement de la paroi du thorax, que l'on reconnaît seulement en examinant celui-ci *à jour frisant* (Laveran et Teissier) ou en fixant avec de la cire molle un mince drapeau de papier, au niveau de la région suspecte (Green).

B. La *palpation* nous fait reconnaître l'existence d'un centre de *battements expansifs*, doubles ou simples, suivant le siège de la tumeur, et quelquefois une sorte de *frémissement vibratoire* ou *thrill*, intermittent et isochrone au premier battement. D'après M. le professeur Jaccoud, les battements anévrysmatiques sont : *doubles ou simples* si l'anévrysme occupe la crosse de l'aorte, et seulement *simples* s'il siège sur l'aorte thoracique ou abdominale.

Les battements simples sont toujours systoliques, tandis que les battements doubles se composent de deux pulsations, la première systolique et la seconde diastolique ou prédiastolique.

Il n'y a pas de difficulté pour expliquer la production du premier battement qui retarde un peu sur la systole du cœur et devance la pulsation radiale. Comme cette dernière il est dû à l'élasticité de la paroi du sac anévrysmal, en vertu de laquelle il se distend avec force lorsque l'ondée sanguine, poussée par la systole cardiaque y entre brusquement.

Quant au deuxième battement, il est d'une explication plus difficile comme le démontrent les nombreuses théories qui existent à ce sujet (Jaccoud, Bellingham, Frank, etc.).

Quelquefois l'absence de cette pulsation, dans les cas d'anévrysmes des régions où les battements sont ordinairement doubles, semble due à l'épaississement des parois du sac par un dépôt de caillots sanguins stratifiés fait sur la surface interne. M. le professeur Jaccoud admet aussi que la coexistence d'une insuffisance des valvules aortiques, suffit parfois pour expliquer cette absence, et il est d'avis que, sauf le cas où une insuffisance aortique précède la dilatation de l'aorte, le double battement est un signe qui n'appartient qu'aux anévrysmes récents de l'aorte ascendante et de la crosse.

C. La *percussion*, lorsqu'elle est pratiquée superficiellement, ne nous apprend rien, pour peu que l'anévrysme soit éloigné de la paroi thoracique, mais si on la pratique d'une manière profonde, elle peut donner une matité qui délimite plus ou moins bien la tumeur. Dans les cas où la

tumeur est tout à fait à l'extérieur, ce procédé d'exploration devient parfaitement inutile.

D. L'*auscultation* de l'anévrysme nous fait connaître
deux sortes de bruits : les uns normaux, les autres anormaux.

Les bruits *normaux* sont des claquements simples ou
doubles, selon la portion de l'aorte occupée par la tumeur.
Au niveau des régions de l'artère rapprochées des valvules
sigmoïdes, les claquements sont toujours doubles; plus loin
ils sont simples.

Si le second claquement (dans les anévrysmes de l'aorte
qui doivent avoir un double claquement),vient à manquer,
c'est que la cavité du sac renferme très-peu de caillots, et
par conséquent que les conditions de la poche anévrysmatique sont peu favorables à la transmission des bruits.

Enfin, lorsqu'il existe deux claquements, le premier est
dû au choc de l'ondée sanguine contre les parois du sac,
au moment de la systole du cœur. Quant au second, il
n'est que le retentissement du claquement sigmoïdien au
moment de la diastole cardiaque.

Ces bruits peuvent être remplacés par d'autres, que nous
avons appelé *anormaux*, les souffles. Ceux-ci, de même
que les claquements, peuvent être aussi, simples ou doubles, et semblent avoir leur origine dans le sac anévrysmal
dans l'aorte ou dans le cœur.

Lorsque le souffle est unique, il couvre tantôt le premier claquement, tantôt le second. Double, il remplace ces
deux bruits.

Dans les cas de double souffle, le premier reconnaît plusieurs origines : une compression de l'aorte par la tumeur

anévrysmale, des dépôts athéromateux au voisinage du sac, un rétrécissement aortique, ou bien le passage du sang d'un endroit où il existe une haute pression à un autre endroit où la pression est presque nulle. Le second souffle est ordinairement un souffle propagé dépendant d'une insuffisance aortique ; mais il peut aussi reconnaître pour cause le passage du sang à travers l'orifice étroit de l'anévrysme ; au moment où le sac élastique se rétracte. Dans ce dernier cas, la poche anévrysmatique jouerait le rôle d'un ventricule dont les valvules sigmoïdes seraient insuffisantes (Tardieu, cité par Luton, etc.).

E. L'exploration du pouls nous permet quelquefois de constater un certain nombre de modifications signalées par la plupart des auteurs, tels que la *diminution* de l'amplitude des pulsations radiales ou carotidiennes, ou l'exagération du *dicrotisme* des mêmes pulsations et leur *retard exagéré.*

Généralement on explique l'*exagération du dicrotisme* du pouls radial ou carotidien, par l'afflux plus considérable du sang dans les artères, lorsque la poche anévrysmale se vide par l'ouverture de communication laissée libre, et la *diminution* de l'amplitude des pulsations artérielles, par la faible quantité de sang qui pénètre dans les vaisseaux situés en aval du sac.

Ces deux signes font assez souvent défaut; tantôt à cause de l'état de l'orifice de communication entre la poche anévrysmale et l'artère, tantôt par d'autres circonstances que nous verrons plus loin.

Nous placerons donc l'inégalité des pulsations radiales ou carotidiennes, la petitesse extrême et l'absence complète du pouls dans l'un des membres supérieurs, parmi les signes *inconstants* de l'anévrysme aortique, car ils peuvent manquer d'un bout à·l'autre de la maladie, ou bien apparaître un instant pour disparaître ensuite.

Par contre, nous rangerons entre les *signes constants*, le *retard exagéré du pouls dans toutes les artères situées en aval de la dilatation anévrysmatique de l'aorte*, que l'on constate en prenant simultanément le tracé des pulsations cardiaques, carotidiennes, radiales et crurales.

Ce fait qui était déjà connu, mais qui n'avait pas mérité toute l'attention des observateurs, a été dernièrement mis en lumière par les brillants travaux de M.François Frank, publiés dans le journal de l'Anatomie et de la Physiologie des années 1878 et 79.

Lorsque nous parlerons de l'anévrysme de chaque région de l'aorte en particulier, nous verrons combien ces recherches pourront nous être utiles pour préciser le siége de la tumeur.

Ici nous nous bornerons à consigner que l'*exagération du retard du pouls* dans les régions du système artériel, accessibles à l'étude graphique et situées au delà de la poche anévrysmale, est un signe présomptif de la plus haute importance, qui peut très bien être placé parmi les *signes de certitude* que nous étudions en ce moment.

§ 2. SIGNES QUI PERMETTRONT DE RECONNAITRE LA RÉGION DE L'AORTE OCCUPÉE PAR LA TUMEUR ANÉVRYSMALE.

Ce sont ceux que nous venons d'étudier, de sorte que nous nous contenterons d'indiquer ici quelles sont les régions de l'aorte affectées d'anévrysme, qui peuvent les déterminer.

1º *Signes présomptifs.*

A. *Dyspnée*.....................
{ Aorte ascendante.
Crosse.
Aorte thoracique descendante.
Aorte abdominale (*rarement*).

B. *Troubles laryngiens et alté-rations pupillaires*.........
| Crosse.
Aorte thoracique descendante.

C. *Dysphagie*.................
{ Aorte thoracique descendante.
Crosse (rarement par compression indirecte à travers la trachée).

D. *Douleur*...
{ Névralgies cervico-brachiales.... | Crosse.
— intercostales......... { Aorte thoracique descendante. Crosse.
d'angine de poitrine .... | Crosse.
Névralgies sciatiques et lombaires. { Aorte thoracique descendante. Aorte abdominale.

E. *Œdème et turgescence veineuse*........
{ 1. Général. | Aorte ascendante.
2. Partiel.
{ **A.** Limité à la moitié supérieure du corps......
{ Unilatéral. { Crosse au niveau de l'un des troncs brachio-céphaliques.
Bilatéral.. | Crosse.
B. Limité à la moitié inférieure du corps......
{ Aorte thoracique descendante. Aorte abdominale.

F. *Dilatation des lymphatiques* .
} Aorte thoracique descendante.
Aorte abdominale.

G. *Affaiblissement des membres inférieurs. — Paraplégie*...
} Aorte thoracique descendante.
Aorte abdominale.

H. *Toux. — Hémoptysie* ......
{ Aorte ascendante.
Crosse.
Aorte thoracique descendante.

I. *Hématémèse*................. | Aorte thoracique descendante.

2° *Signes de certitude.*

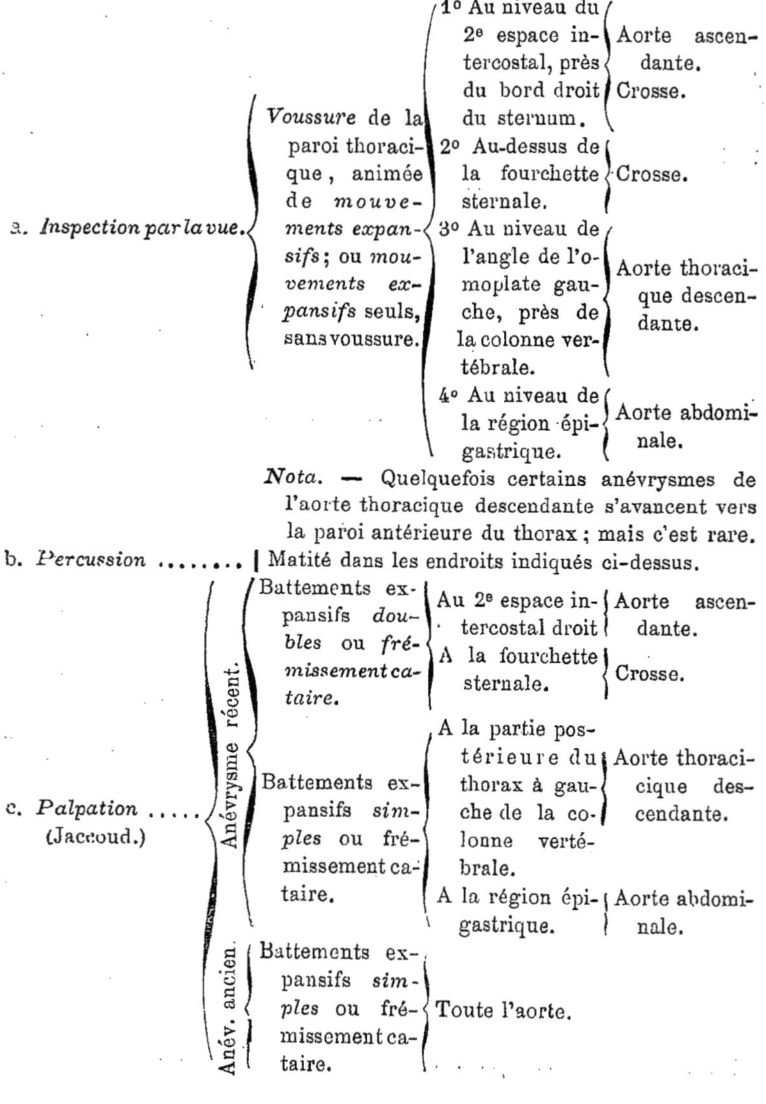

a. *Inspection par la vue.*

Voussure de la paroi thoracique, animée de mouvements expansifs; ou mouvements expansifs seuls, sans voussure.

Localisation	Aorte
1° Au niveau du 2e espace intercostal, près du bord droit du sternum.	Aorte ascendante. / Crosse.
2° Au-dessus de la fourchette sternale.	Crosse.
3° Au niveau de l'angle de l'omoplate gauche, près de la colonne vertébrale.	Aorte thoracique descendante.
4° Au niveau de la région épigastrique.	Aorte abdominale.

Nota. — Quelquefois certains anévrysmes de l'aorte thoracique descendante s'avancent vers la paroi antérieure du thorax ; mais c'est rare.

b. *Percussion* .... | Matité dans les endroits indiqués ci-dessus.

c. *Palpation* ..... (Jaccoud.)

Anévrysme récent.

Battements	Localisation	Aorte
Battements expansifs *doubles* ou *frémissement cataire.*	Au 2e espace intercostal droit.	Aorte ascendante.
	A la fourchette sternale.	Crosse.
Battements expansifs *simples* ou frémissement cataire.	A la partie postérieure du thorax à gauche de la colonne vertébrale.	Aorte thoracicique descendante.
	A la région épigastrique.	Aorte abdominale.

Anév. ancien.

Battements expansifs *simples* ou frémissement cataire.	Toute l'aorte.

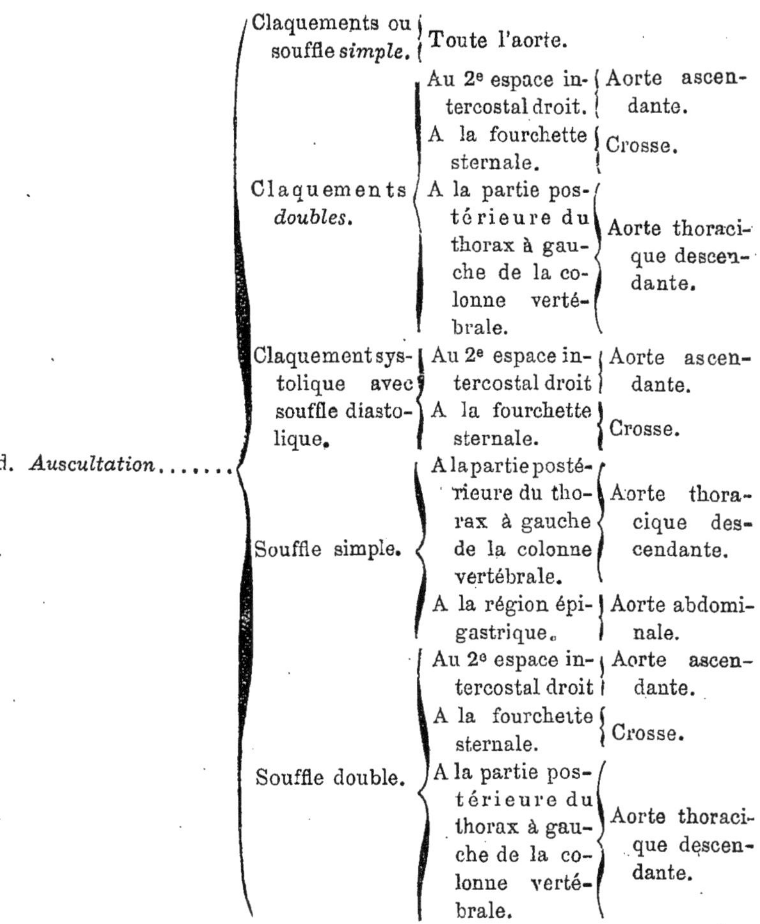

e. *Exploration du pouls.* — Nous avons dit précédemment que, parmi les caractères tirés du pouls : *amplitude*, *dicrotisme* et *retard*, un seul pouvait nous être d'une réelle utilité, surtout pour préciser le siége de la tumeur anévrysmale. Ce caractère est le retard des pulsations artérielles; les autres deux peuvent être modifiés par la respiration, la circulation périphérique, etc., ou bien être déterminés par n'importe quelle tumeur qui comprimerait le premier ganglion thoracique (Fr. Franck).

Nous laisserons de côté le dicrotisme, et nous allons nous occuper des deux modifications principales que le pouls éprouve, selon le siége de l'anévrysme.

Ces deux modifications sont :

A. — *L'amplitude.*

1° *Anévrysme de l'origine de l'aorte*...............	*Pas d'inégalité* dans les pouls symétriques. *Diminution générale* de l'amplitude.
2° *Anévrysme de la portion transversale.*	*Inégalité* des pouls. *Diminution* de l'amplitude dans les troncs situés au delà de l'anévrysme.
3° *Anévrysme de la crosse situé au delà dn tronc brachio-céphalique*	*Diminution* de l'amplitude du pouls à gauche.

B. — *Le retard.*

« On sait que le pouls de deux artères symétriques, dit M. le Dr F. Franck, explorées à une même distance du cœur, retarde d'un temps égal sur le *début* de la systole cardiaque. Quand l'une des deux artères symétriques présente sur son trajet une tumeur anévrysmale, le pouls *retarde davantage de ce côté.* » Pour les *artères radiales* le retard physiologique du pouls est de 14 *centièmes* de seconde (*Recherches sur le siége des anévrysmes de l'aorte,* par le Dr François Franck. *Journal de l'anat. et de la phys.,* de Ch. Robin, année 1879, p. 97).

La méthode opératoire pour apprécier ce retard se com
pose de deux temps :

Premier temps : *a.* On place sur la région précordiale
un *explorateur des battements du cœur* qui transmet à un
tambour muni d'un levier les pulsations cardiaques qui
sont inscrites sur un cylindre animé d'une vitesse de rota-
tion de 42° *en une seconde et demie.* — *b.* On inscrit en
même temps, avec le *sphygmographe à transmission* le
pouls radial du côté gauche.

Deuxième temps. On recommence l'exploration du cœur
et on prend en même temps le tracé du pouls radial du côté
droit.

Nota. Dans les cas où le pouls serait trop petit pour
être inscrit avec le sphygmographe à transmission, il vau-
dra mieux employer *l'appareil explorateur de changements
du volume de la main*, décrit par M. Franck dans le *Journ.
de l'anat. et de la phys.* de l'année 1877, lequel totalise les
pulsations des vaisseaux de la main.

1° Aorte ascendante.	1° Anévrysme intéressant cette portion seulement.........	*a.* Retard exagéré du pouls dans toutes les artères. *b.* Retard qui *est égal* pour les artères symétriques.
	2° Anévrysme intéressant l'origine du tronc brachio-céphalique	Retard *plus grand à droite* qu'à gauche pour les pouls radial et carotidien.

Nota. — Une *insuffisance aortique large* influence l'état du pouls ;
elle le diminue ou l'annule ; dans ce dernier cas, le pouls redevient
normal.

2° Crosse.

1° Anévrysme intéressant les trois troncs artériels.......
: *Exagération générale du retard* du pouls, comme dans l'anévrysme de la portion ascendante ; l'anévrysme fait saillie au niveau de la fourchette sternale ou derrière l'un ou l'autre muscle sterno-mastoïdien.

2° Anévrysme développé au delà de l'origine du tronc brachio-céphalique........
: *a. Pas d'exagération* du retard du pouls *dans la carotide et la radiale droite.*
: *b. Exagération notable de ce retard dans toutes les autres artères.*

3° Aorte descendante.

3° Anévrysme à l'origine de la sous-clavière gauche.......
: *Pas de retard exagéré ni dans la carotide droite, ni dans la radiale droite, ni dans la carotide gauche,* mais partout ailleurs.

4° Anévrysme situé au-dessous de l'origine de la sous-clavière ....
: Retard exagéré dans les artères des membres inférieurs.

4° Aorte abdominale.

a. Retard exagéré du pouls fémoral, comme dans le cas précédent.

b. Augmentation de la circulation artérielle des membres inférieurs, quand on comprime la tumeur abdominale ; s'il s'agit d'un anévrysme, plus grande tension artérielle, élévation artérielle de la ligne d'ensemble du tracé sphygmographique.

c. Abaissement subit du tracé et atténuation, quelquefois *suppression plus ou moins complète* de une ou deux pulsatious, à la suite de la décompression brusque de la tumeur abdominale, si celle-ci est de nature anévrysmale.

Nota. — Les mêmes expériences produiraient sur le pouls fémoral un effet contraire, s'il s'agissait d'une tumeur solide soulevée par les battements de l'aorte.

§ 3. — ANALYSE SYMPTOMATOLOGIQUE DES ANÉVRYSMES MULTIPLES DE L'AORTE.

Nous allons commencer l'analyse symptomatologique de nos observations d'anévrysmes multiples, par la description des *signes présomptifs* qui y ont été consignés, et nous la terminerons par celle des *signes de certitude* pour ne pas changer en rien l'ordre que nous avons suivi jusqu'ici.

1° *Signes présomptifs.*

.Ce sont, par ordre de fréquence, les suivants : la dyspnée, la douleur, les altérations de la voix, l'œdème ou les dilatations veineuses, la dysphagie, la toux, l'hémoptysie, la dyspepsie, l'amaigrissement progressif, le hoquet.

A.—*Dyspnée.*—Nous la trouvons signalée dans dix observations (I, II, III, IV, V, VI, VII, VIII, IX, X). Elle s'est montrée de *bonne heure* six fois (obs. I, IV, V, VI, VIII, X); *tout à fait vers la fin de la maladie* deux fois (obs. II, VII); entre la *période initiale* et la *période finale* une fois (obs. IX); comme *symptôme unique* ou *attirant entièrement l'attention* trois fois (obs. III, IV, VI).

Parfois elle a été si légère que le malade a pu continuer de travailler (obs. III); d'autres fois elle a été si intense, qu'elle a fait périr les malades (obs. VI, VII, VIII, IX); le plus souvent elle a été très peu accusée pour commencer et n'a pris une violence extrême que vers la fin de la maladie. Une fois elle a fait croire par sa forme que le malade était atteint d'*asthme flatulent* (obs. IV).

Dans d'autres cas elle s'est montrée sous forme d'accès revenant surtout la nuit, mais qui ont quelquefois fini par devenir continus, c'est-à-dire que les malades suffoquaient indistinctement nuit et jour. Quant aux causes qui l'ont déterminée elles sont assez obscures, car, sauf dans deux ou trois observations, on a oublié même d'indiquer les rapports intimes de ces tumeurs avec les organes voisins.

Quelquefois cependant, ce phénomène a été expliqué par la compression d'une bronche ou des nerfs pneumogastrique ou récurrent.

B. — *Douleur.* — Ce symptôme a été constaté neuf fois (obs. I, II, IV, V, VI, VII, VIII, IX, XI), à une époque plus ou moins rapprochée du début, ou bien à une période beaucoup plus avancée de la maladie. Son intensité, dans la plupart des cas, a paru être en rapport avec l'âge de l'affection. Parfois, dans les premiers temps de son apparition, la douleur a été vague et sourde, tandis que plus tard, vers la période finale, elle est devenue fixe et très vive. Le plus souvent elle n'a occupé qu'un seul endroit du corps, mais on a vu aussi (obs. VIII) en même temps qu'une douleur fixe ayant tous les caractères de la spontanéité, se montrer, au bout de quelque temps, une autre douleur exaspérée par la pression, dans un point diamétralement opposé à celui où la première se faisait sentir. Enfin, dans un cas (obs. II) où l'une des poches anévrysmatiques était située sur le trajet de l'aorte abdominale, près du tronc cœliaque, l'auteur de cette observation a pu constater que *la pression exercée sur les artères crurales, faisait naître dans l'abdomen une douleur très violente* au niveau de l'anévrysme. Ce fait avait déjà été signalé par

Scheele, de Dantzig, comme un bon signe pour diagnostiquer un anévrysme de l'aorte abdominale.

C. — *Altération de la voix.* — Elle n'a été signalée que cinq fois (obs. II, V, VII, IX, X). Dans un cas (obs. V), elle s'est montrée vers la période initiale de la maladie ; mais une autre fois (obs. II), elle est apparue très tard, quelques jours avant la mort du malade. On a constaté un peu plus souvent la *dysphonie* que l'*aphonie.* Dans l'observation V, il y a eu d'abord une *dysphonie* légère et plus tard de l'*aphonie.*

D. — *Troubles occasionnés par la compression des principaux troncs veineux.* — On a remarqué trois fois l'*œdème* (obs. II, VII et IX) ; deux fois il occupait les membres inférieurs (obs. II et IX) : dans le premier cas (obs. II) il s'accompagnait de refroidissement des extrémités inférieures et de dilatation des veines sous-cutanées abdominales et thoraciques ; dans le second cas (obs. IX), il y avait en outre une *lividité bleuâtre de la face et des lèvres.* Enfin, dans l'obs. VII l'œdème siégeait au bras droit et s'accompagnait de dilatation des veines de l'épaule correspondante.

E. — *Dysphagie.* — On l'a observée deux fois (obs. I et V) ; dans l'un des cas (obs. I), le rétrécissement de l'œsophage était tel, que même les liquides ne passaient que très difficilement dans l'estomac ; dans l'autre, la difficulté d'avaler était bornée aux aliments solides.

F. — *Toux. Expectoration* — Dans deux observations (I, V), on a signalé, vers le début de la maladie, une *toux* rendue très pénible par *l'absence d'expectoration*, et dans un troisième exemple (obs. VI), il y avait des *crachats rosés*, couleur *abricot*.

G. — *Hémoptysie*. — Elle a été observée en très petite quantité (obs. IX), quelques instants avant la mort du malade.

H. — *Troubles dyspeptiques*. — Ils ont été consignés dans les observations II, IV et IX. Dans cette dernière observation (IX), ils semblent être dus à l'alcoolisme.

I. — *Amaigrissement progressif*. — Il a été très manifeste dans le cas de M. Dujardin-Beaumetz (obs. I), chez un malade qui ne pouvait plus rien avaler, et dans le cas de M. Vallin (obs. II). Chez ce dernier malade, il se joignait à ce symptôme des accès de *hoquet* très fatigants, déterminés par l'ingestion des aliments solides ou liquides, et même par le simple effort de parler.

2° *Signes de certitude.* — *Signes physiques, etc.*

Beaucoup d'anévrysmes multiples de l'aorte, ainsi que beaucoup d'anévrysmes uniques, n'ont passé inaperçus que par défaut d'investigation. Laënnec et tous ceux qui, après lui, ont conseillé l'auscultation combinée avec la palpation et la percussion, — et aujourd'hui avec l'exploration du pouls dans les différentes artères, — ont pourtant bien insisté sur le besoin d'explorer, dans toutes les maladies, par les moyens qu'ils ont indiqués, la poitrine, l'abdomen et le pouls.

Cependant il est des cas où les tumeurs anévrysmales, soit parce qu'elles étaient trop profondément situées (1), soit parce qu'elles étaient de dimensions trop petites, soit enfin parce qu'en outre elles ne communiquaient plus avec l'artère, se sont dérobées à tous les moyens d'investigation.

Mais, nous le répétons, ces cas sont assez rares et s'il y a tant d'exemples d'anévrysmes multiples découverts à l'autopsie, dans lesquels on n'a pu constater pendant la vie du sujet l'existence au moins d'une de ces tumeurs anévrysmales, c'est parce qu'on a été ,dans la plupart des cas, détourné par des symptômes masqués, et on a cru avoir trouvé dans ces symptômes l'explication de toute la. maladie ; ou bien, parce qu'ayant pratiqué une seule fois l'examen du thorax, et n'ayant pas trouvé certains signes anormaux, tels que le frémissement cataire ou quelque bruit de souffle, on a conclu trop vite qu'il n'existait aucun anévrysme sur l'aorte.

Ne pas avoir pu diagnostiquer *plus d'un anévrysme* à la fois, dans les cas où il y en a eu plusieurs, nous semble plus naturel, car les rares observations qui existent sur ce sujet sont restées pour ainsi dire dans l'ombre, et il est facile de comprendre que, ne connaissant pas ces faits, on ait pu se contenter d'avoir trouvé la plus importante des poches anévrysmales et ne pas poursuivre ses recherches pour voir s'il en existe d'autres.

D'ailleurs, le diagnostic d'anévrysme multiple est très difficile ou, pour mieux dire, impossible, si l'on veut préciser le nombre et la situation des poches.

La preuve en est dans le brillant diagnostic de notre cher

(1) Voir l'observation I, de M. le Dr Dujardin-Beaumetz.

maître M. le Dr Dujardin-Beaumetz, lequel, quoi qu'on fît
pour tâcher de découvrir s'il n'existait pas, en outre des
deux anévrysmes constatés sur le même malade, quelque
autre poche anévrysmale, resta tout de même incomplet.

Dans ce cas d'anévrysme multiple, *le seul* où il a été
possible de constater avant la mort du malade la présence
de deux anévrysmes sur l'aorte, voici quels ont été les
signes trouvés à l'aide de l'inspection par la vue, la percussion, de la palpation et de l'exploration du pouls :

A. A la VUE : *Voussure* allongée verticalement, depuis
la deuxième jusqu'à la cinquième ou sixième côte gauche,
faisant saillie entre les apophyses épineuses et le bord spinal de l'omoplate.

B. A la PERCUSSION. — *Matité* : 1° occupant toute l'étendue
de la voussure signalée plus haut, et 2° occupant une zone
d'environ 5 ou 6 centimètres, au niveau des deux espaces
intercostaux droits, en avant de la poitrine.

C. A la PALPATION : 1° *Battements expansifs isochrones à
ceux du pouls* : *a*. au centre de la voussure ; *b*, au centre
de la zone de matité, située à la partie antérieure, supérieure et droite du thorax. 2° *Absence de toute notion de
la continuité des côtes*, en déprimant avec le doigt la partie
centrale de la voussure.

D. A L'AUSCULTATION. — *Claquements doubles* du cœur
très bien frappés, au niveau de la *voussure* et de la *zone
de matité*.

E. A L'EXPLORATION DU POULS. — *Pulsations radiales et*

carotidiennes des deux côtés un peu petites, mais parfaitement régulières et *sans aucune exagération du retard physiologique.*

Dans les autres cas signalés dans nos observations, comme il n'y a eu qu'un seul anévrysme reconnu, les signes qu'on y trouve sont absolument les mêmes que nous avons décrits plus haut, lorsque nous nous sommes occupés des anévrysmes uniques de l'aorte en général. — De sorte que nous ne ferions que nous répéter si nous entreprenions de les décrire encore ici.

Nous nous bornerons donc à laisser consigné, avant d'aller plus loin : 1° que le *seul signe pathognomonique des anévrysmes multiples de l'aorte est la multiplicité des tumeurs anévrysmales,* constatée par n'importe quel moyen, *mais de préférence par la vue aidée de la palpation* ou de *l'auscultation,* ou bien par la *percussion* aidée de la *palpation* ou de *l'auscultation* ; 2° que pour pouvoir formuler le diagnostic d' *anévrysme multiple de l'aorte,* il faut avoir pu constater auparavant qu'il existe un anévrysme unique ; 3° que pour obtenir ce résultat, à une époque vers laquelle ordinairement l'anévrysme ne se révèle point par l'auscultation, ni la palpation, nous ne devons pas oublier que l'exagération du retard du pouls ne peut être produite que par un anévrysme. (F. Frank.)

DIAGNOSTIC.

Essayer d'écrire un chapitre destiné au diagnostic, — après l'ordre que nous avons suivi dans le chapitre précédent, dans lequel nous avons tâché de mettre le plus en évidence possible ceux des signes et des symptômes qui nous ont paru avoir plus d'importance pour reconnaître, non seulement l'existence de l'anévrysme aortique, mais aussi celle du nombre et du siège de cette lésion, — serait vouloir nous répéter.

Nous nous contenterons donc, d'indiquer seulement quelques écueils que le médecin peut trouver lorsqu'il est en présence d'un malade qui offre tous les signes d'un anévrysme de l'aorte, excepté les deux plus importants, la *voussure*, — c'est-à-dire la *tumeur pulsatile* externe, — et les *battements expansifs* ; car, comme le disait Laënnec il y a soixante deux ans, « il est peu de maladies aussi insidieuses que l'anévrysme ds l'aorte. »

Parmi ces cas, ceux qui nous semblent surtout pouvoir induire en erreur sont : la *dilatation simple* de l'aorte et la présence d'une *caverne pulmonaire, plus ou moins étendue*, placée devant la crosse de cette artère.

Dans le premier cas, la présence de la tumeur pulsatile à l'extérieur et *l'absence de toute modification dans le retard du pouls* pourront nous faire distinguer ces deux affections.

Dans le deuxième cas, c'est toujours la tumeur pulsatile faisant saillie à l'extérieur et les modifications que la tumeur imprime au pouls qui nous permettront d'établir le diagnostic.

Il en est de même de certains cas, heureusement très rares, d'*endartérite chronique de l'aorte*, comme celui que notre excellent maître M. le Dr Dujardin-Baumetz a observé dans son service de l'hôpital Saint-Antoine, il y a trois ans et qu'il a communiqué à la Société médicale des hôpitaux en 1878. — L'observation de ce cas intéressant est insérée dans les bulletins de cette société (Paris, 1879, t. XV, p. 197-200).

Nous renverrons aux articles écrits par Laënnec, Boullaud, Cruveilhier, Valleix, Racle, Luton, etc., pour tout ce qui se rattache au diagnostic de l'anévrysme aortique interne, profond, qui ne se révèle que par quelques signes de compression.

Et nous dirons seulement quelques mots sur le diagnostic qu'il faut établir : — 1° *entre l'anévrysme superficiel de la crosse de l'aorte* et : *a.* une *tumeur solide quelconque située sur son trajet* (tumeur encéphaloïde. kyste, abcès, etc.), *b. l'anévrysme de ses collatérales (tronc innominé)* ; — 2° *entre l'anévrysme de l'aorte abdominale* et : *a. les tumeurs de l'abdomen* (tumeur cancéreuse de la tête du pancréas, hypertrophie du lobe gauche du foie, rein déplacé etc.) ; *b. l'anévrysme de ses collatérales* (iliaque primitive).

I. *Anévrysme superficiel de la Crosse de l'aorte.*

A. *Caractère de la tumeur.* — Voussure, animée de battements expansifs, située au niveau de la fourchette sternale ou derrière l'un ou l'autre muscle sterno-mastoïdien.

B. *Caractères du pouls.* — Augmentation de la tension artérielle lorsqu'on comprime la tumeur, et abaissement de cette tension lorsqu'on cesse de comprimer la tumeur. — 1° *Si l'anévrysme intéresse les trois troncs artériels :* exagération générale du pouls dans toutes les artères. — 2° *Si la tumeur siége au-delà du tronc innominé :* pas d'exagération du retard du pouls dans la carotide et dans la radiale droite, et exagération de ce retard dans toutes les autres artères.

1º *Tumeur solide.*

—

La tension artérielle diminue lorsqu'on comprime la tumeur, ou bien on n'observe aucune modification du pouls (Marey, cité par Luton).

2º *Anévrysme brachio-céphalique.*

—

Exagération du retard du pouls dans les artères carotide droite et radiale droite seulement. — *Cyanose et œdème du côté opposé* au siége de l'anévrysme.

II. — *Anévrysmes de l'aorte abdominale.*

Tumeur accessible à la palpation profonde, animée de battements expansifs et d'un bruit de souffle. Lorsqu'on comprime la tumeur, il se produit une *élévation de la ligne d'ensemble* du tracé sphygmographique ; mais si l'on cesse *brusquement* cette compression, il se produit un *abaissement subit* du tracé et une atténuation, — quelquefois *suppression plus ou moins complète de une ou deux* pulsation crurales (Franck). — *Douleur violente* dans le ventre lorsqu'on comprime simultanément les deux artères crurales (Scheele. de Dantzig).

1º *Tumeur solide.*

—

Effets contrairés de ceux que l'on obtient par la compression et la décompression d'une tumeur anévrysmale.

2º *Anévrysme de l'artère iliaque primitive.*

—

Effets analogues à ceux que l'on obtient par la compression et la décompression de la tumeur anévrysmale de l'abdomen, *mais unilatéraux.*

Quant à l'*anévrysme de la concavité* de la crosse, il est très difficile à diagnostiquer, car, en comprimant dès le début les oreillettes, il entrave la circulation et donne lieu à des phénomènes *tout-à-fait analogues* à ceux qui sont produits par une *maladie du cœur*. — Heureusement cette variété de l'anévrysme aortique est très rare.

L'*anévrysme variqueux*, caractérisé par un murmure continu à renforcement systolique et par un frémissement cataire continu avec redoublement, est une terminaison de l'anévrysme aortique plutôt qu'une variété.

DURÉE, MARCHE, TERMINAISONS.

Durée. — Elle est très difficile à préciser, à moins que l'affection n'ait pas succédé à un accident. — Les moyennes signalées dans la plupart des observations sont de 1 an, 18 mois, 2 ans (Luton), et correspondent tout à fait à celles que nous avons trouvées dans nos observations d'anévrysmes multiples. — Exceptionnellement, on a cité des cas d'anévrysmes où la maladie a duré 7, 10, 15 et même 30 ans.

Marche. — Sauf quelques rares moments d'arrêt ou pour mieux dire de ralentissement, l'anévrysme de l'aorte par son développement graduel tend incessamment à se montrer en dehors jusqu'à ce qu'un évènement inopiné vienne terminer les jours du malade. Pendant ce développement, l'amincissement de la poche n'est pas forcé, car les parois de celle-ci sont renforcées par le refoulement et la condensation des parties environnantes qui finissent par en faire plus ou moins partie intégrante, et aussi par les caillots fibreux qui doublent sa surface interne.

Cette marche est plus ou moins rapide, et l'on a vu des cas où l'anévrysme parcourait en quelques jours toutes ses périodes, et certaines formes à marche lente être hâtées dans leurs terminaison par un coup reçu, par une chute, par des efforts de vomissements ou une toux fatigante et par des excès de table. Dans ces cas la tumeur prenait un accroissement rapide et des douleurs violentes se montraient, ce qui donnait à l'affection un cachet d'acuité susceptible d'amendement par l'emploi de quelques saignées, Ce qui nous fait supposer que dans bien des cas on n'a pu calculer la durée de cette maladie qu'à partir du moment où l'affection, latente jusque-là, ayant reçu un coup de fouet dans sa marche, s'est montrée tout à coup avec tous ses caractères.

Terminaisons. — Les cas de guérison des anévrysmes de l'aorte surtout les cas de guérison spontanée, sont très rares. Le plus souvent les anévrysmes simples ou multiples se terminent par la mort. Celle-ci est, par ordre de fréquence, occasionnée :

1° Par l'*asphyxie* ;

2° Par une *hémorrhagie* déterminée par l'ouverture de la poche dans le péricarde, plèvres, trachée, bronche gauche, parenchyme pulmonaire, œsophage, oreillettes, ventricules, médiastin, canal vertébral, à l'extérieure (aorte ascendante, crosse et aorte thoracique) : dans la cavité du péritoine, l'estomac, le duodénum, l'intestin, le tissu cellulaire sous-péritonéal (aorte abdominale).

3° Par des CAUSES INDIRECTES telles que l'*inanition* produite par la compression de l'œsophage, la *gangrène pulmonaire* déterminée par la compression des artères bronchiques, les *eschares au sacrum* observées dans les cas de

paraplégie par compression de la moelle, le *ramollisse-
ment cérébral* produit par la compression des artères carotides, la *consomption*.

Enfin, d'après Stokes, la mort peut aussi survenir subitement, dans les cas d'anévrysmes, sans douleurs d'aucune
espèce et sans rupture du sac.

Lorsque la rupture de la poche a lieu dans l'artère pulmonaire, la veine cave supérieure ou la veine cave inférieure, la mort ne s'ensuit pas nécessairement, un anévrysme variqueux se forme à cette place et le malade peut
encore vivre quelque temps. Si la poche s'ouvre dans le
tissu cellulaire environnant, il se forme un anévrysme dif-
fus qui peut se circonscrire de nouveau et devenir un
anévrysme faux consécutif : ce qui permettra au malade
d'attendre les chances d'une guérison.

D'après Gairdner, la rupture d'un anévrysme ne se fait
pas partout de la même façon. Ainsi par exemple lorsque
la rupture de la poche a lieu dans un canal revêtu d'une
muqueuse-œsophage, trachée, bronche gauche, estomac,
intestin), la *perforation* est petite, laisse suinter peu de sang
et peut s'oblitérer par un caillot ; il en est de même lorsque
l'anévrysme s'ouvre à travers la peau ; mais lorsqu'il s'ouvre dans une séreuse (plèvre, péricarde), l'ouverture se fait
sur de larges surfaces et la mort est le plus souvent immé-
diate par hémorrhagie rapide et profuse.

A ces diverses causes de mort, nous ajouterons que parfois les malades peuvent être emportés par le progrès d'une
maladie du cœur, consécutive ou primitive, accompagnant
l'affection anévrysmale, ou bien encore (Hanot, M. Ray
naud, Barety) par une *tuberculose* pulmonaire concomitante.

PRONOSTIC.

Toute affection anévrysmale de l'aorte est d'un pronostic grave, car presque toujours elle s'est terminée par la mort. Cependant cette gravité semble avoir perdu un peu de sa force, depuis que la thérapentique s'est enrichie, dans ces dernières années, avec un certain nombre de ressources nouvelles qui paraissent avoir donné quelques bons résultats.

Seulement, comme, pour que ces ressources puissent avoir quelque efficacité, il est indispensable que l'état général du malade soit relativement bon, il est facile de comprendre combien la multiplicité des tumeurs anévrysmales augmente la gravité de cette maladie, et rend la thérapeutique presque tout à fait impuissante, c'est-à-dire qu'elle voue le malade à une mort presque inévitable.

TRAITEMENT.

Nous serons très brefs dans cette partie de notre étude, d'autant plus que nous ne connnaissons pas suffisamment l'affection que nous avons étudié, pour pouvoir conclure, qu'il existe aucun traitement réellement efficace. Nous savons seulement que la nature, en certains cas, semble essayer de guérir ses malades, par l'oblitération des poches anévrysmatiques qui deviennent imperméables au sang et se convertissent en tumeurs solides. Cette oblitération s'effectue par la coagulation lente ou rapide du sang qui pénètre dans la poche, et par la transformation des caillots mous en caillots fibrineux.

Or, rien de plus naturel que de vouloir suivre cet exemple et tâcher d'imiter la nature... Ceci a donc été de tout temps le but des médecins et des chirurgiens. Les premiers ont essayé d'opposer à la maladie, par des voies plus ou moins détournées, des remèdes qui devaient donner pour résultat la coagulation du sang dans la poche anévrysmale.

Les chirurgiens ont, au contraire, essayé d'aller droit au but, c'est-à-dire à la poche, et la supprimer.

Plus tard, les médecins, profitant des progrès faits par les chirurgiens, enhardis par les succès que ceux-ci obtenaient, voulurent essayer sur les anévrysmes de l'aorte certains procédés qui étaient des tentatives locales sur la tumeur.

Donc, nous voilà arrivés à une période de conciliation thérapeutique où le médecin est aussi un peu chirurgien, ce qui est bien heureux, car nous ne croyons pas que l'une ou l'autre branche de l'art de guérir puisse faire grand'chose étant toute seule.

Le traitement actuel des anévrysmes de l'aorte peut être divisé en: 1° *traitement local*, 2° *traitement général*, 3° *traitement mixte*.

1° *Traitement local*. — Nous placerons en tête du traitement local l'*électrolyse* et la *compression* pour les éliminer tout de suite, car ils ne trouvent pas place dans ce chapitre destiné à l'étude des *anévrysmes multiples de l'aorte* et non pas des anévrysmes simples. La raison de cette élimination se trouve indiquée dans les conclusions donnés par M. le Dr Dujardin-Beaumetz au sujet de son malade (obs. I). Nous avons ajouté la *compression* qui a été préconisée dans ces derniers temps, surtout pour les anévrysmes de l'aorte abdominale, pour les mêmes raisons que notre cher maître se refuse d'employer l'électrolyse dans les cas d'anévrysmes multiples.

Les autres moyens locaux proprements dits consistent en : application, au niveau de la tumeur, de compresses trempées dans l'eau froide, dans l'eau vinaigrée, dans l'eau blanche ; de couches successives de collodion (Broca), des plaques de plomb pour maintenir la tumeur (Pelletan), des vessies remplies avec de la glace (Goupil) ; des injections sous-cutanées au niveau de la tumeur, faites avec une solution d'ergotine (Langenbeck), auxquelles nous ajouterons, à cette liste, certains médicaments internes qui ont été employés *pour amener la coagulation du sang par leur présence même*; tels que les sels de plomb, en particulier l'*acétate neutre de plomb* ou *sucre de saturne* (Dupuytren, Laënnec, Bertin) prescrit, à l'intérieur depuis la dose d'un *demi-grain* jusqu'à celle de 1 *gramme* en élevant la dose graduellement ; l'alun (Sabatier) ; la grande consoude, administrée par Pelletan, avec le sirop de coings ; l'eau de Rabel en potion, etc., constituent aussi des moyens locaux, mais par une voie détournée.

Ce sont, en résumé, les ressources modificatrices qui ont une action locale sur le sang ou sur la poche.

Nous allons maintenant tâcher de dire qu'elle est l'importance qu'on leur donne aujourd'hui.

Les *astringents* que l'on prend à l'intérieur, tels que l'alun, la grande consoude, le sirop de coings, l'eau de

Rabel, etc., dans le but de faire coaguler le sang dans la poche, n'ont donné jusqu'à présent aucun résultat réel (Dujardin-Beaumetz, Luton).

Nous parlerons tout à l'heure de l'*acétate de plomb*.

Les topiques réfrigérents et astringents : compresses d'eau froide, d'eau vinaigrée, d'eau blanche, vessies contenant de la glace, etc., sont condamnés par un grand nombre d'auteurs modernes (Dujardin-Beaumetz, Luton, Grisolle, etc.), mais M. le professeur Jaccoud ne se montre pas contraire à l'application de la glace, lorsque la peau est intacte, pour calmer les douleurs et diminuer les battements de la tumeur ; dans les conditions opposées, il est du même avis que les auteurs que nous venons de citer, et de plus, il pense que ce topique ne pourrait que favoriser l'ulcération ou la mortification des téguments, MM. Dujardin-Beaumetz et Luton pensent en outre que ces agents topiques ainsi que le collodion appliqué par couches sur la peau sont des moyens dangereux en ce sens, que s'ils parviennent à empêcher la tumeur de se développer du côté des téguments externes, ils favorisent son développement du côté des organes profonds, ce qui est beaucoup plus grave ; d'autant plus, que les anévrysmes ont une grande tendance à se rompre à l'intérieur. En outre, M. Dujardin-Beaumetz est d'avis que les applications de glace sur la tumeur sont nuisibles, car le froid « détermine souvent des congestions pulmonaires plus ou moins fortes et provoque des bronchites parfois d'une grande intensité ; complications défavorables qu'on doit chercher à éviter à tout prix ». (Leçons de clinique thérap. Maladies du cœur et de l'aorte, t. I, p. 194.)

Quant à l'acétate de plomb pris à l'intérieur, aux doses indiquées ci-dessus, est un moyen regardé par les uns comme *palliatif*, par les autres comme *curatif*. Il a été préconisé par Dupuytren, Laënnec, Bertin, Dusol et Legroux, et J. Frank, qui compare ses effets à ceux de la digitale.

MM. le professeur Jaccoud, Grisolle, Dujardin-Beaumetz et Laveran et Teissier s'accordent tous à dire que ce médicament semble avoir donné de bons résultats; mais aucun n'a pu signaler un seul fait qui lui appartienne, à l'appui de ces observations ; de sorte qu'ils ne se prononcent ni pour ni contre. Cette question reste donc à l'étude. Il en est de même du traitement par les injections souscutanées d'ergotine proposé par Langenbeck et Wolff, dans le but d'obtenir le retrait de la poche en augmentant ses propriétés contractiles.

2o *Traitement général.* — Nous comprendrons dans ce groupe certains moyens qui, comme la saignée et les purgatifs, agissent, tantôt en produisant une déplétion dans le système artériel, ce qui rend la tâche du cœur moins laborieuse, ou bien qui, comme la *digitale*, permettent au cœur affaibli de lutter contre l'obstacle (Laveran et Teissier) ou qui, comme l'iodure de potassium, ont une action plus complexe.

La saignée ne doit être appliquée que lorsqu'il y a une grande turgescence veineuse et une dyspnée très forte (professeur Jaccoud, Luton, Grisolle, Laveran et Teissier). Les *diurétiques* et les *purgatifs* sont conseillés par un grand nombre d'auteurs, et leur emploi n'est pas repoussé par M. le professeur Jaccoud.

La *digitale* semble pouvoir servir dans cette affection au même titre que dans les cas de maladie du cœur

D'ailleurs souvent les lésions valvulaires et l'hypertrophie cardiaque l'accompagnent.

L'iodure de potassium, paraît agir mieux lorsque l'anévrysme semble d'origine syphilitique.

Ce médicament a surtout été administré par les professeurs Bouillaud et Nélaton, et, a donné de bons résultats à M. le professeur Potain, et à MM. Teissier, C. Paul et Bucquoy.

M. le Dr Dujardin-Beaumetz, qui se montre très partisan de ce médicament recommande la préparation suivante :

Solution : ℞ Iodure de potassium...... 15 grammes.
Eau .... 250 —

Commencer par une cuillerée à bouche par jour et augmenter graduellement jusqu'à 6 grammes dans les 24 heures. Pour faire supporter au malade des doses relativement considérables, continuées longtemps, on devra lui conseiller de mélanger l'iodure de potassium à du lait, qui est le meilleur véhicule. Pour obtenir des résultats avec cette médication il faudra la continuer pendant plusieurs mois (6 mois d'après Balfour cité par M. Dujardin-Beaumetz). Enfin, pour calmer les douleurs atroces qui rendent l'existence du malade insupportable, on a conseillé la *poudre de Dower* et le *bromure de potassium à hautes doses.*

Mais il vaut mieux s'adresser aux injections hypodermiques de morphine, d'après la formule suivante.

℞ Clhorhydrate de morphine......... 10 centigrammes.
Sulfate neutre d'atropine .... 1 —
Eau de laurier-cerise............... 20 —

Un gramme de cette solution, contient 1[2 centigramme de morphine et 1[2 milligramme d'atropine. En injectant

la seringue entière on obtiendra souvent grâce à cette asso-
ciations des résultats plus actifs que par la morphine employée seule. (Dujardin-Beaumetz).

3° *Traitement mixte.* — Souvent on a combiné l'usage de
la glace avec celui de l'Iodure de potassium, etc., etc., voilà
en quoi consiste ce traitement.

Pour terminer ce chapitre, nous dirons, en nous résumant, que le seul traitement que nous oserions tenter, en
présence d'un malade atteint d'anévrysme multiple de
l'aorte, c'est un traitement général, c'est-à-dire celui qui
consiste dans l'emploi de l'iodure de potassium à doses
croissantes et élevées, aidé par une nourriture azotée et
fibrineuse. En même temps on conseillera au malade d'éviter les émotions et, si la tumeur anévrysmale fait saillie,
la protéger des violences extérieures, à l'aide de petits appareils appropriés. En outre, si la douleur était trop violente nous tâcherions de la calmer par les injections
sous-cutanées de morphine et d'atropine indiquées plus
haut.

S'il y a spasme ou œdème de la glotte et si le malade
menace d'étouffer, les auteurs ont conseillé la trachéotomie.

Nota. — Nous n'avons pas parlé de la méthode de Val-
salva et d'Albertini parce qu'il y a longtemps qu'elle a été
jugée et condamnée et nous n'aimons pas réveiller les sou-
venirs désagréables.

OBSERVATIONS

Observation I. — Triple anévrysme de l'aorte ; mort par
épuisement. Autopsie.

(Rédigée par Dubar, interne du service de M. le Dr Dujardin-Beaumetz,
médecin à l'hôpital Saint-Antoine) (1).

Lesueur, âgé de 48 ans, entre le 26 février 1879 à l'hôpital Saint- Antoine, dans le service de M. le Dr Dujardin-Beaumetz.

Jusqu'au commencement de l'année 1878, cet homme possédait un magasin de fruits et d'épiceries, dans lequel il ne se livrait qu'à des travaux manuels modérés. A la suite de revers de fortune, il est obligé d'abandonner son commerce et de rechercher du travail. N'ayant appris aucun métier, il se voit contraint d'accepter une place de *servant* de maçon. Pendant onze mois il se fatigue beaucoup: il portait de lourdes charges, faisait des efforts considérables auxquels il n'était pas habitué. Ajoutons à cela le vif chagrin que lui causait le souvenir de son ancienne situation, et il sera facile de comprendre l'état de dépression physique et morale dans lequel il se présente à nous, lorsqu'il vient demander un lit à l'hôpital.

Cependant, à première vue, notre malade paraît encore assez vigoureux. C'est un homme de taille moyenne, maigre, mais bien musclé. Ses antécédents sont excellents: son père est mort à l'âge de 65 ans; sa mère est morte de péritonite puerpérale. Pour lui, il n'a jamais fait de maladies sérieuses; un peu chétif dans sa jeunesse, il s'est beaucoup fortifié pendant son adolescence. Jamais il ne s'est livré à des excès de boissons, jamais il n'a eu de maladies vénériennes; il ne se souvient pas d'avoir souffert de douleurs rhumatismales; il ne s'enrhumait jamais.

Les antécédents du malade, le peu de phénomènes morbides actuels, qu'il accusait, quelques douleurs vagues, un peu de toux nous firent croire dès l'abord que nous n'avions affaire qu'à un individu surmené et que quelques semaines de repos le ramènerait à la santé.

Quelques jours après son entrée à l'hôpital, un examen et un interrogatoire attentifs nous démontrèrent qu'il s'agissait d'un état bien autrement sérieux que nous ne l'avions supposé. Pressé par nos questions, Lesueur nous raconta que, depuis le mois de novembre 1878, il avait de

(1) Cette observation fut présentée par M. le Dr Dujardin-Beaumetz
à la Société médicale des hôpitaux de Paris, le 28 novembre 1879. (Voir les
Mémoires de la Société médicale des hôpitaux de l'année 1879, t. XVI,
p. 115 et suiv.)

temps en temps des accès d'étouffement. Il n'y attachait pas grande importance, parce qu'ils coïncidaient avec des accès de toux assez pénibles. Ce qui le préocupait davantage, c'était l'absence d'expectoration. Assez souvent il souffrait de douleurs dans le dos, dans la poitrine et dans le côté gauche. Il nous dit encore que depuis la même époque il éprouvait une certaine gêne dans la poitrine lorsqu'il mangeait, que ses aliments descendaient difficilement. Il était, disait-il, obligé de boire pour faire passer les aliments solides.

L'examen de la poitrine nous donna la raison de ces phénomènes. Du côté de la partie antérieure du thorax, la vue ne fait rien découvrir d'anormal; en arrière, au contraire, la simple inspection révèle l'existence d'une tumeur faisant une saillie assez notable à gauche de la colonne vertébrale. Cette tumeur est allongée verticalement; elle s'étend de la deuxième à la cinquième ou sixième côte: son bord est distant des apophyses épineuses de 2 centimètres environ; le bord externe correspond au bord spinal de l'omoplate. Sa surface, assez égale, présente une bosselure plus accusée dans sa moitié supérieure. A ce niveau, le doigt sent une dépression et n'a plus la notion de la continuité des côtes. La tumeur présente des battements parfaitement appréciables à la vue et à la palpation. Ces battements sont isochrones à ceux du pouls radial. Dans toute l'étendue de la tuméfaction, la percussion donne une matité absolue. L'oreille appliquée sur la tumeur perçoit les deux bruits du cœur un peu confus et affaiblis. Il n'y a pas trace de bruits de souffle. Le reste de la poitrine en arrière n'offre aucune particularité à signaler.

Aussi il n'est pas douteux qu'il existe une poche anévrysmale au niveau de la portion initiale de l'aorte pectorale.

Les notions que l'on retire de l'exploration de la partie antérieure du thorax restent tout d'abord négatives. Cependant une recherche minutieuse fait découvrir dans le deuxième espace intercostal droit près du sternum l'existence de battements isochrones au pouls radial. La percussion limite, au niveau des premier et deuxième espaces intercostaux droits, une zone de matité de 5 à 6 centimètres de diamètre. D'ailleurs pas de traces de bruits de souffle; à l'auscultation, on entend les deux bruits du cœur nettement frappés.

La matité précordiale est normale. La pointe du cœur bat dans le cinquième espace intercostal gauche, immédiatement au-dessous du mamelon. On ne rencontre de bruit de souffle, ni à la pointe ni à la base.

Les pouls carotidiens et radiaux sont normaux, un peu petits, mais très réguliers.

Derrière la fourchette du sternum, il n'y a aucune trace de battements.

Il résulte de ces signes physiques que notre malade est porteur d'une poche anévrysmale au niveau de la portion ascendante de la crosse de l'aorte sans insuffisance aortique.

Mais une question se présente immédiatement à l'esprit: la poche antérieure et la poche postérieure sont-elles distinctes ou ne constituent-elles qu'une seule et même poche? M. le Dr Dujardin-Beaumetz se range à la première opinion et donne pour raisons :

1º L'absence de modifications tant du côté des pouls carotidiens que des pouls radiaux. M. Franck qui a bien voulu prendre les tracés sphygmographiques et cardiographiques de notre malade conclut en effet à l'absence de tout retard des pouls carotidiens et radiaux.

2º L'absence de phénomènes d'angine de poitrine. En effet, si la poche antérieure se prolongeait jusqu'à la poche postérieure, ou bien on sen tirait des battements derrière la fourchette sternale et alors l'anévrysme se serait développé sur la convexité de la crosse ; ou bien on aurait constaté des phénomènes angineux, l'anévrysme ayant comprimé le plexus cardiaque au niveau de la concavité de la crosse. Mais il n'en est rien. Ajoutons encore que jamais le malade n'a présenté de modifications de la voix.

En résumé, M. Beaumetz admet l'existence de deux poches, l'une en avant, occupant la portion ascendante de la crosse, assez petite, à quelque distance de l'orifice aortique, puisque cet orifice est intact ; l'autre en arrière, au niveau de la partie descendante de la crosse de l'aorte.

Le sommet de la crosse doit être intact, puisque les pouls carotidiens et radiaux n'ont pas subi de modifications.

L'œsophage doit être un peu comprimé par la poche postérieure, qui est de beaucoup la plus volumineuse.

Ce diagnostic est important au point de vue du traitement.

La multiplicité des poches est une contre-indication à l'application de l'électrolyse dans la cure des anévrysmes.

On prescrit au malade un régime modéré, et on lui donne par jour 1 gramme d'iodure de potassium.

Sous l'influence du repos et de cette médication, un mieux considérable est obtenu. Les douleurs cessent. Le passage des aliments solides se fait avec plus de facilité. Après trois mois de séjour à l'hôpital, le malade est envoyé à Vincennes.

Au sortir de Vincennes, Lesueur reprend ses occupations. Mais avec les fatigues se renouvellent avec une intensité plus grande tous les phénomènes que nous avons signalés précédemment; il rentre dans le service de M. Dujardin-Beaumetz au milieu du mois de juillet.

Il se plaint de douleurs intercostales extrêmement vives du côté gauche. Il avale difficilement les aliments solides. Nous le faisons boire et en même temps nous appliquons l'oreille au milieu de la région dorsale.

De la Cueva.   5

Au moment où le liquide descend, l'oreille perçoit un glou-glou tout à fait caractéristique. Il n'y a pas de doute qu'il existe un rétrécissement assez considérable du conduit œsophagien. La respiration est gênée; le malade a principalement la nuit des accès d'étouffements.

Cependant les deux poches anévrysmales n'ont pas augmenté de volume extérieurement. La poche postérieure s'est plutôt un peu affaissée. On prescrit au malade du lait ou de l'iodure de potassium.

L'amélioration que Lesueur avait tirée une première fois de ce traitement ne se reproduit plus. Chaque jour les accès d'étouffement augmentent; la dysphagie se prononce davantage; le malade maigrit. On est forcé de lui faire chaque jour des injections hypodermiques de morphine et on n'arrive pas à lui donner du repos.

Vers le commencement de novembre, la situation devient tout à fait grave. Il ne peut plus avaler que très difficilement les liquides. L'amaigrissement et la pâleur des téguments font des progrès très considérables, on ne peut songer à lui passer la sonde œsophagienne dans la crainte de provoquer une rupture. Enfin le 15 novembre il succombe, après une agonie de deux ou trois minutes.

Autopsie. — La paroi thoracique antérieure étant enlevée, nous découvrons les poumons et le cœur, qui paraissent occuper leur situation normale. Dans la plèvre droite, il y a environ un demi-litre de sérosité citrine.

Le cœur a son volume et ses rapports normaux. La portion intra-péricardique de la partie ascendante de la crosse aortique n'offre aucune altération. Le cœur, qui n'est pas hypertrophié, montre des orifices mitral et aortique absolument sains. Pas la moindre trace d'épaississement ou d'athérome sur les valvules ou les cordages.

Nous cherchons à écarter les poumons pour mettre à découvert la crosse de l'aorte; nous n'y parvenons qu'avec les plus grandes difficultés. Les organes ont en effet contracté des adhérences avec les parties latérales et postérieures du thorax tellement intimes, que nous sommes obligés de les enlever par morceaux. D'ailleurs nous n'y rencontrons aucune espèce d'altération.

Lorsque la plus grande partie des poumons a été enlevée, la crosse de l'aorte et la portion pectorale de cette artère se présentant avec trois tumeurs complètement distinctes, séparées les unes des autres par des segments d'artère présentant les dimensions habituelles.

La première de ces tumeurs se présente sur la partie ascendante de la crosse de l'aorte, immédiatement au-dessus des attaches du péricarde. Elle va de ce point jusqu'à 1 centimètre de l'origine du tronc brachiocéphalique. Elle a le volume d'un gros œuf de poule. Recouverte en partie par une languette du bord antérieur du poumon droit, elle répond aux deux premiers espaces intercostaux et à la partie avoisinante du sternum,

La deuxième tumeur, qui présente le volume d'une tête de fœtus à terme, répond à la partie descendante de la crosse de l'aorte et à la portion supérieure de l'aorte pectorale. Elle commence à 4 centimètres plus bas que la naissance de la sous-clavière gauche, et s'étend jusqu'à la sixième vertèbre dorsale. Par sa partie postérieure, elle est en rapport avec la colonne vertébrale, la deuxième, troisième, quatrième, cinquième et sixième côtes gauches. Les troisième et quatrième côtes ont été usées, détruites. Par sa partie antérieure, elle répond en dehors aux deux poumons ; elle est recouverte par les plèvres médiastines; elle s'est creusé une sorte de nid dans la moitié supérieure du poumon gauche, qui est fortement aplatie et comprimée. Sur la ligne médiane, l'œsophage passe entre elle et la bronche gauche. Ces deux derniers organes sont fortement aplatis. Le rétrécissement que nous avions noté pendant la vie répond à cette partie du conduit œsophagien. Les pneumo-gastriques, le récurrent gauche passent à ce niveau et ne semblent le siège d'aucune lésion.

Enfin, au-dessus des piliers du diaphragme, s'élève une troisième tumeur, qui présente la grosseur d'un œuf d'autruche. Elle est piriforme. Sa base, dirigée en haut, est située à 5 centimètres de la seconde tumeur ; son sommet vient s'engager dans l'orifice aortique du diaphragme. Sa situation, exactement médiane au devant de la colonne vertébrale, la profondeur à laquelle elle se trouve, expliquent comment elle est passée inaperçue pendant la vie.

Ces trois tumeurs, dans leur ensemble, ressemblent à trois fruits suspendus à une branche. L'aorte, ouverte dans toute son étendue suivant sa paroi antérieure, montre qu'elles se sont développées aux dépens du segment postérieur du vaisseau. L'orifice qui les fait communiquer avec l'intérieur de l'artère est sensiblement égal pour les trois poches ; il a une forme circulaire et présente la grandeur d'une pièce de deux francs. Ces orifices conduisent dans des poches à parois épaisses et résistantes. La première poche n'est qu'incomplètement remplie par des caillots fibrineux. Les deux dernières, au contraire, semblent absolument oblitérées par leur contenu. L'aorte, qui passe au devant de ces trois poches, présente dans toute son étendue un calibre normal.

Ces faits anatomiques sont importants, car ils nous rendent compte des symptômes observés pendant la vie. Le sang ne devait pénétrer qu'avec difficulté et en petite quantité dans l'intérieur des poches; aussi n'y avait-il pas de bruit de souffle appréciable. Grâce à la disposition des tumeurs anévrysmales en dehors pour ainsi dire de la grande voie aortique, la circulation périphérique s'effectuait dans de bonnes conditions. La partie culminante de la crosse, complètement respectée, donnait par ses trois gros troncs artériels un libre passage au sang. Le plexus cardiaque, situé dans la concavité de la crosse, conservait son intégrité complète. De là l'absence de phénomènes angineux. Seule, la seconde tumeur par son volume énorme et ses rapports avec l'œsophage, a bronche gauche, les plexus pulmonaires et les nerfs intercostaux gauches, a été la cause de la dysphagie, de la dyspnée avec accès de suffocation et douleurs intercostales vives éprouvées par notre malade.

Nous avons recherché si d'autres parties du système artériel présentaient des ampoules anévrysmales ; la plupart des troncs artériels examinés avec soin ne nous ont offert aucune trace d'altération. L'aorte, comme les gros tronc artériels, présentait çà et là disséminées des plaques athéromateuses, mais en si petit nombre et d'un volume si minime, qu'il fallait bien y regarder pour les apercevoir.

Nous avons déjà dit que les parois des poches étaient épaisses, résistantes, ne présentaient pas de points faibles, susceptibles de se rompre dans un avenir prochain.

Nous ajouterons que nous avons remarqué à la surface de ces poches des fibres rougeâtres, étalées en membrane, ayant à l'œil nu l'aspect du tissu musculaire.

Des coupes pratiquées sur une portion de ces parois, et examinées au microscope, nous ont montré de nombreuses fibres élastiques et des fibres de tissu conjonctif.

Mais on n'y rencontrait aucune trace d'élément musculaire.

Réflexions de M. le Dr Dujardin-Beaumetz. — Je ne ferai suivre cette longue observation que de très courtes réflexions.

D'abord, le diagnostic porté pendant la vie s'est complètement conconfirmé ; nous avions affirmé l'existence de deux poches intra-thoraciques et repoussé l'idée que les symptômes observés pussent être attribués à un anévrysme unique très volumineux. On peut voir sur la pièce la vérification fort nette de notre dire : on constate, en effet, la présence d'un anévrysme à l'origine même de l'aorte ; c'est cette poche que nous percevions en avant et à droite du thorax ; puis une seconde poche portant sur la portion descendante de la crosse de l'aorte : c'est elle que nous sentions en arrière et à gauche du thorax, au niveau de l'épaule. Quant à la troisième tumeur anévrysmale, il nous était impossible de la trouver, cachée qu'elle était entre les piliers du diaphragme.

Cet homme avait éprouvé une amélioration notable sous l'influence de l'iodure de potassium, et, pendant les premiers mois de ce traitement, nous avions constaté une notable diminution dans l'intensité des battements des deux tumeurs. Cette amélioration ne s'est point mainte-

nüe, et la compression de l'œsophage, déterminée par l'anévrysme de
la portion descendante de la crosse de l'aorte, a produit une gêne telle
dans l'alimentation que notre homme s'est affaibli peu à peu et a suc-
combé sans rupture d'aucune de ces poches.

J'ai repoussé, chez ce malade, l'emploi de l'électrolyse parce que je
trouvais dans la présence d'anévrysmes multiples une contre-indication formelle à l'opération : en effet, en admettant que nous eussions pu
modifier les deux poches thoraciques en agissant simultanément sur les
deux tumeurs, restait le troisième anévrysme, qui aurait pris à son tour
un développement notable et eût compromis les jours de notre malade.

En résumé, je crois que ce fait méritait d'être signalé, tant pour les
résultats anatomo-pathologiques qu'il renferme que pour les considéra-
tions diagnostique et thérapeutique qui en découlent.

Réflexions personnelles. — Quelques déductions étiologi-
ques que nous avons cru pouvoir tirer de ce malade nous
obligent à faire suivre les réflexions pratiques de notre
maître de nos appréciations, qui ne sont, dans le fond,
qu'une hypothèse. Voici quelles sont ces réflexions :

Un homme qui n'est pas encore entré dans cette période
de la vie où les influences séniles commencent à se faire
sentir ; qui n'a jamais eu ni goutte, ni rhumatisme, ni
scrofule, ni syphilis ; qui a des habitudes sobres, c'est-à-
dire qui n'est pas alcoolique, meurt d'une affection anévrysmale multiple, ayant entraîné dans l'économie des désordres incompatibles avec la vie. A l'*autopsie*, on trouve
que le cœur n'est pas hypertrophié et que les valvules et
orifices ne sont pas altéres. L'aorte *peu* athéromateuse.

Cet homme qui, ayant subi des revers de fortune, fut
contraint à se livrer à un travail très dur et très fatigant,
ne nous offre-t-il pas un excellent exemple de l'influence
que les émotions morales, jointes à la fatigue et aux efforts,
ont sur le développement des anévrysmes ?

Cette localisation, enfin, des altérations, dans les points
de l'aorte où à l'état physiologique la pression exercée par

l'ondée sanguine est **plus forte**, ne nous prouve-t-elle pas, aussi que dans le cas présent il s'agit plutôt d'une *usure purement mécanique* que d'une *usure toxique* ou *toxico-mécanique* ?

Obs. II. — Anévrysmes multiples de l'aorte chez un syphilitique ;
mort par rupture du sac abdominal.

(Par M. le Dr E. Vallin, professeur au Val-de-Grâce).

Le malade, vétérinaire de l'armée, âgé de 48 ans, fut envoyé à la fin de mai 1878, dans mon service, au Val-de-Grâce : évacué de l'hôpital de Clermont-Ferrand.

Il avait au plus haut degré l'apparence cachectique, était très irritable, très impressionnable et disait avoir rapporté de Cochinchine, où il avait séjourné en 1867 et 1868, une dyspepsie rebelle avec anémie profonde. Il accusait des douleurs lombo-spinales revenant par crises et des palpitations douloureuses lorsqu'il faisait une marche un peu longue, ou quand il ressentait une émotion même légère.

Il avait cependant pu faire la campagne du Rhin en 1870. La matité précordiale est agrandie ; pas de bruit anormal à la pointe ; souffle doux à la base, aux deux temps, se propageant vers la fourchette du sternum et dans les vaisseaux du cou ; pas d'œdème des extrémités ; pas d'albuminurie. Intégrité du foie, de la rate et des reins.

En recherchant les causes organique, de cette anémie et de cet état cachectique, nous apprenons que le malade, dix-huit ans auparavant, a eu la syphilis ; *chancre infectant, roséole, plaques muqueuses de la gorge et de l'anus, psoriasis palmaire*. Malgré un traitement complet, des accidents graves reparurent en Cochinchine en 1863 : nous constatons encore sur la crète du *tibia droit* une exostose, avec *empâtement* du *périoste*, du volume de la moitié au moins d'un œuf de pigeon.

Nous prescrivons au malade un traitement mixte par les frictions mercurielles et l'iodure de potassium : ce sel fut rapidement poussé à la dose de 6 à 8 gr. continuée pendant près d'un mois ; sous l'influence de ce traitement, l'exostose diminua notablement, mais l'état général ne fut pas amélioré. Au bout de quelques jours, la persistance des douleurs *lombo-spinales* et *dorsales* nous conduisit à un examen plus minutieux de la région, et, par une palpation très profonde de l'abdomen, nous constatâmes un peu à gauche de la ligne médiane et au-dessous du rebord costal, des pulsations énergiques et un frémissement vibratoire manifeste. Le stéthoscope, en déprimant fortement les parois, fait entendre un murmure continu, avec *ronflement râpeux* au premier temps, *comparable au bruit du diable*. Le malade d'ailleurs n'a jamais ressenti des battements dans cette région, il ne sent que des palpitations à l'épigastre, quand il prend brusquement la position verticale, quand il est ému ou marche très vite. Le bruit de souffle est perçu mais d'une façon plus obscure, à l'auscultation de la région lombaire. Notre collègue, M. Bucquoy, dont nous suivions à ce moment les séances d'électrolyse qui ont si bien guéri sa malade, a bien voulu venir voir cet anévrysme, et a, comme nous, constaté tous ces signes. Le tracé sphygmographique des artères *crurales* et *radiales* est pris à plusieurs reprises, et ne donne, par sa forme, aucun caractère spécial : le retard de la pulsation crurale sur le battement du cœur ou du pouls radial est très accusé. Pendant les explorations, d'ailleurs discrètes, auxquelles nous nous sommes livré à ce sujet, avec les élèves de notre service, nous avons nettement constaté que la compression des deux artères crurales faisait naître une douleur vive dans l'abdomen, à la hauteur de l'anévrysme. Ce signe sur lequel *Scheele*, de *Dantzig*, venait d'attirer l'attention, nous imposa la plus grande prudence, par crainte que l'excès de tension artérielle n'amenât une rupture du sac anévrysmal.

L'état général du malade ne fut pas amélioré par l'iodure de potassium, quoique l'exostose tibiale eût diminué de volume ; *notre attention ne fut éveillée par aucune autre tumeur anévrysmale de l'aorte thoracique.* Dans les premiers jour d'août, le malade, fatigué d'un long séjour à l'hôpital, alla passer deux mois dans sa famille, en Provence ; le 10 octobre, il retourna à Clermont Ferrand, et entra le 19 de ce mois à l'hôpital, dans le service de notre collègue M. le Dʳ *Barberet*, médecin en chef des salles militaires. Déjà, au mois de juin, nous avions fait connaître à notre collègue de Clermont notre opinion sur l'état très grave de ce malade : et nous lui écrivions que cet officier était atteint d'anévrysme de l'aorte abdominale, probablement au niveau du tronc cœliaque, et que la syphilis n'était peut-être pas étrangère à la production de la dégénérescence de l'aorte. M. le Dʳ Barberet a bien voulu nous adresser une longue note de M. le Dʳ *Chouet*, médecin aide-major, contenant les renseignements sur les derniers jours du malade, qui est venu mourir dans son service : c'est grâce à son obligeance que nous pouvons présenter à la Société les *pièces anatomiques* qu'il a pris la peine de nous apporter lui-même à Paris, au mois de novembre dernier.

Lors de sa rentré à l'hôpital de Clermont, le 19 octobre 1878, M. le Dʳ Barberet constata la teinte bronzée de tout le tégument, une émaciation extrême, de l'œdème, et le refroidissement des extrémités inférieures ; une susceptibilité nerveuse, une émotivité exagérées, de l'insomnie, du fourmillement des extrémités supérieures et inférieures des douleurs très vives et paroxystiques de la région lombo-dorsale, une dilatation des veines sous-cutanées abdominales et thoraciques qui sont devenues flexueuses; une dyspnée légère et un certain degré de raucité de la voix. Sa dyspepsie n'a fait qu'augmenter; dans les derniers jours, il s'y joint des crises pénibles de hoquet, soit à la suite d'ingestion de liquides ou d'aliments, soit par la fatigue de la conversation. A la région cardiaque, il existe un mouvement ondulatoire très apparent même au repos, se dirigeant de la pointe vers l'articulation sternale de la 3ᵉ côte ; les vaisseaux du cou sont fortement soulevés; à la palpation, l'on perçoit un *thrill* très vibrant dans le creux épigastrique, les battements du cœur sont inégaux; à une pulsation forte succèdent deux ou trois pulsations de force décroissante, mais sans intermittence. L'auscultation du cœur faisait entendre à la pointe un bruit de souffle doux au premier temps ; à la base, un souffle double, voilé, augmentant d'intensité vers le haut du sternum et les vaisseaux du cou. Souffle double et râpeux à la région épigastrique. Pas d'albuminurie.

Le 20 octobre à quatre heures du soir, après un très léger repas, douleur atroce dans les lombes et dans l'abdomen; la crise dure une heure, elle se renouvelle dans la nuit. Pendant huit jours, ces crises se produisirent une ou deux fois par vingt-quatre heures. Le 28 octobre à six heures du matin, le malade se relève pour boire une tasse de lait, il est pris de hoquet, pâlit, s'affaisse et meurt en moins d'une minute.

Autopsie. — La cavité abdominale est remplie d'une quantité énorme de sang liquide et de caillots. Au-dessous de l'estomac, entre le pylore déjeté en haut et la tête du pancréas en bas, on aperçoit un orifice béant déchiqueté, du diamètre d'une pièce de *cinq francs*, retenant encore à ses bords des caillots sanguins, et permettant de porter le doigt dans une large cavité, à surface mamelonnée, irrégulière, ne contenant plus ni sang liquide, ni caillots. L'étude des différentes parties de l'appareil circulatoire permit de reconnaître les particularités suivantes : *Cœur* : cavités dilatées, sans épaississement des parois; tissu musculaire jaunâtre, dégénérescence graisseuse probable. Intégrité des valvules sigmoïdes et auriculo-ventriculaires.

*Description du tube aortique d'après une note du D*ʳ*. Chouet.*

Aorte : l'aorte est fort dilaté, d'une façon générale. *Anévrysmes* thoraciques : 1º A la sortie du *cœur*, son diamètre est de 4 centimètres. Au sommet de la crosse, entre l'origine du *tronc brachio-céphalique* et *l'artère sous-clavière gauche*, on trouve une dilatation sacciforme produite surtout aux dépens des parois antérieures et supérieures ; la dilatation mesure 6 centimètres de hauteur. Sur la paroi antérieure de la tumeur, on trouve le nerf *pneumo-gastrique* et le nerf *récurrent laryngé gauche* amincis et qui semblent avoir subi une élongation par la distension de la poche.

2° A 5 centimètres au dessous de la crosse, sur la partie verticale de l'aorte descendante thoracique, se voit une petite dilatation de la paroi latérale gauche représentant la moitié d'une noisette ; la paroi artérielle est, en ce point, fort amincie ; c'est un anévrysme en voie de formation.

3° A quelques centimètres au-dessous de cette espèce d'ampoule se trouve un nouvel anévrysme sacciforme, siégeant dans le médiastin postérieur et reposant directement sur le diaphragme. Cette tumeur déjetée en avant et à gauche de l'aorte, s'était creusée sa place en déchirant d'anciennes adhérences pleurales ; elle avait elle-même contracté de nombreuses adhérences avec les organes voisins, avec l'œsophage, placé à droite et en avant. A gauche et en avant existait un ancien épanchement hémorrhagique enkysté en voie d'organisation Cette tumeur hémorrhagique, qui partait de la paroi antérieure de l'anévrysme, a, malheureusement, été déchirée. Enfin, en bas, la tumeur adhérait solidement au diaphragme, fort dégénéré en ce point. Son grand diamètre était dirigé de bas en haut, d'arrière en avant et obliquement de droite à gauche ; il mesure 9 centimètres ; la hauteur est de 7 centimètres ; le diamètre *antéro-postérieur* est de 6 centimètres. *L'orifice* de communication de l'aorte avec le *sac* se fait par une fenêtre ayant 7 millimètres de diamètre et 2 centimètres de hauteur, le sac paraît surtout formé par la membrane externe.

Le diaphragme, au niveau de ses orifices et de ses piliers, était fort épaissi et adhérait à la partie supérieure du sac, qu'il nous reste à décrire, et lui formait une sorte de ligament suspenseur.

4° *Anévrysme abdominal.* Un intervalle libre de 5 centimètres sépare l'anévrysme précédent de celui-ci, qui est le plus volumineux, et qui siège au niveau de la naissance du tronc cœliaque et de la mésentérique supérieure. Il est également développé aux dépens de la paroi antérieure de l'aorte, il mesure 11 centimètres dans son plus grand diamètre (transversal), 8 centimètres de hauteur et 7 centimètres d'avant en arrière ; la paroi postérieure est très épaisse et fortement adhérente au pylore, au pancréas et en haut au diaphragme. La paroi antérieure est formée de fausses membranes, infiltrées d'épanchements hémorrhagiques d'âges différents ; seule la partie de cette paroi par où s'était faite la vaste déchirure, que nous avons signalée était amincie, et l'écartement du pylore en haut, du pancréas en bas, laissait ce point sans résistance.

Le *tronc cœliaque* et la *mésentérique supérieure* naissaient directement sur la paroi du sac ; la mésentérique à la face antérieure, près du bord inférieure et dans l'axe de *l'aorte* ; le *tronc cœliaque*, à l'extrémité gauche du sac, à sa face postérieure et près du bord inférieure, après avoir cheminé longtemps dans l'épaisseur de la paroi postérieure ; les artères *hépatique* et *splénique* devenaient libres, mais la *coronaire stomachique* restait englobée dans les fausses membranes et les suffusions hémorrhagiques de la face antérieure, sur une longueur de 4 centimètres. Immédiatement au-dessous de cet anévrysme naissaient les deux artères rénales dilatées à leur origine en forme d'entonnoir.

La colonne vertébrale, examinée sur toute son étendue, et spécialement au niveau des anévrysmes, ne présentait pas la moindre lésion extérieure, pas même une légère dépression.

Les autres organes, les poumons, le foie, la rate, les reins, étaient relativement sains.

Samedi 21 *juin* 1879. (suite) — Nous ne croyons pas utile d'insister sur les symptômes présentés par la malade : la *raucité de la voix, dyspnée*, le *hoquet*, les *troubles dyspeptiques*, les *douleurs lombo-dorsales*, la *névropathie*, étaient en relation évidente avec la compression du *pneumogastrique*, du *récurrent*, du *phrénique*, les *adhérences de l'œsophage*, et du *diaphragme*, la *compression du pylore* et *des nerfs rachidiens*.

L'intérêt de l'observation est dans la coïncidence d'une altération aussi étendue de l'aorte, avec la syphilis grave dont le malade portait encore la trace dans l'exostose du tibia. Y a-t-il relation de cause à effet, comme nous le croyons, ou simple coïncidence entre les deux affections ?

Déjà les auteurs anciens, Morgagni, Lancisi, avaient rapporté les dégénérescences *artérielles à la syphilis*, et cette dernière affection ne manque guère d'être invoquée d'une façon banale dans la plupart des livres classiques au chapitre de l'étiologie des anévrysmes. Des observations plus rigoureuses, et des travaux spéciaux sur cette question ont été publiés en ces dernières années par *Wilks, Moxon, Heubner*, MM. *Blachez, Richet*, etc. Ee 1873, M. Lancereaux a publié dans le *tome II des Archives de médecine*, un mémoire (des affections syphilitiques de l'appareil circulatoire) qui mentionne et résume tous les travaux qui jusqu'alors avaient paru sur la question ; lui-même admet la réalité des *péri ou endo-artérites syphilitiques* limitées (gommes du cerveau) ou très-étendues ; mais il fait des réserves qui, aujourd'hui encore, sont parfaitement justifiées. Plus récemment MM. Charcot et Alph. Fournier considèrent comme très vraisemblable l'existence des altérations syphilitiques des artères, et, dans son récent ouvrage, Traité de la syphilis du cerveau, notre collègue M. Fournier consacre un long chapitre, présen-

tant l'état actuel de la science, sur cette question de l'artérite syphilitique.

C'est particulièrement en Angleterre que cette influence de la syphilis
sur les dégénérations artérielles a pris une grande faveur. Depuis longtemps l'on a signalé la fréquence des maladies des gros vaisseaux dans
l'*Armée anglaise*, à tel point que *Lawson* a trouvé, par la statistique, que
les anévrysmes étaient neuf fois plus communs dans l'armée anglaise
que dans la population civile. On a invoqué les constrictions par l'uniforme et l'équipement, l'*alcoolisme* et surtout la *syphilis*. Mais il faudrait
prouver que la syphilis est plus commune dans l'armée que dans la population civile: les visites obligatoires ne permettent pas à un militaire
de dissimuler une affection *vénérienne* ou *syphilitique*, tandis que, dans
la vie ordinaire, on cache avec soin les accidents de ce genre. La statistique comparative est ici impossible. Toutefois il y a quelques années,
le D^r. Dabidson (on atheromatous degeneration of the aorta, and its
association with syphilis ; Army medical Departement report t. v. p. 481)
a fait le relevé suivant : sur 114 soldats autopsiés à l'Ecole de médecine
militaire de Netley, il en a trouvé 22 qui avaient des lésions athéromateuses des artères ; l'enquête montra que, sur ces 22 sujets, 17 avaient
eu une syphilis indiscutable; ou contraire sur les 78 sujets qui n'avaient
pas eu la syphilis 4 seulement étaient athéromateux. Malheureusement
même dans ces conditions, des coïncidences ne sont point des preuves
positives. Deux moyens peuvent aider à reconnaître la nature de la maladie : *l'influence du traitement, les caractères histologiques de la lésion.*
En ces dernières années, on a prétendu avoir obtenu sinon des guéri-
sons, au moins du temps d'arrêt dans la marche des anévrysmes, par
l'*iodure de potassium à haute dose* (Bulletin de thérapeutique T. 83. p. 278)
on en a conclu que, dans ces cas, la lésion devrait être de nature syphilitique. Dans le cas actuel, la dégénération de l'aorte toute entière
était trop complète pour que le traitement mixte institué par nous pût
avoir une influence heureuse; le malade avait suivi, il est vrai, à différentes époques, un traitement antisyphilitique très régulier ; mais nous
ne voyons pas, ne fut-ce que dans des cas exceptionnels, l'impuissance
de la médication spécifique à conjurer certaines manifestations syphilitiques graves du cerveau, de la moelle, du tissu osseux, etc. Il n'y a donc
pas d'indication absolue à tirer de l'inefficacité du traitement dans le cas
actuel.

Quant aux caractères histologiques de l'artérite syphilitique, il faut
bien reconnaître qu'ils ne sont nullement spécifiques : au début, l'accumulation des noyaux embryonnaires en des points limités de la membrane externe ou interne, la sclérose périphérique en amas fusiformes,
peuvent à la rigueur avoir une signification spéciale sur une petite ar-

tère, une artère cérébrale par exemple. Mais quand la lésion dure depuis longues années, en inflammations périphériques secondaires, les amincissements par distension, ne permettent guère de reconnaître dans les parois du sac anévrysmal le point de départ initial et l'évolution du processus anatomique.

Résumé de l'examen histologique fait par Kiener.

L'aorte toute entière, ainsi que les branches collatérales dont les origines ont été conservées dans la pièce pathologique, sont manifestement altérées. Sur certains points, la paroi artérielle, est simplement épaissie et la surface interne est lisse; sur d'autres points, la surface interne est rugueuse, soulevée par des mamelons lenticulaires ; enfin, sur plusieurs points de l'aorte et de ses collatérales existent des dilatations anévrysmales, au niveau desquelles la paroi est amincie.

Il y a donc lieu d'examiner : 1º les altérations diffuses; 2º les altérations nodulaires ; 3º les altérations qui ont occasionné la formation des anévrysmes.

Des fragments ont été découpés dans les régions correspondant à ces diverses altérations. Les uns incomplètement durcis par l'alccool dans lequel la pièce pathologique a été conservée, ont pu être divisés à l'aide des pinces en minces feuillets parallèles à la surface, que l'on a colorés par le picro-carmin et étudiés dans la *glycérine* formique. D'autres fragments amenés à un durcissement convenable, ont servi à faire des coupes parallèles ou perpendiculaires à la surface de la paroi.

A. *Altérations diffuses.* — Elles intéressent principalement la tunique interne du vaisseau et sont de deux ordres, les unes *inflammatoires*, les autres *dégénératives.*

1º Sur des coupes perpendiculaires à la paroi, on peut constater que la tunique interne est infiltrée d'éléments lympathiques en quantité beaucoup plus considérable qu'à l'état normal, les cellules rondes sont également réparties, rares et épares sur certains points, assez abondantes dans d'autres points pour constituer des foyers sans limites précises ; assez souvent elles sont agglomérées en deux ou trois rangées d'épaisseur dans les couches les plus superficielles de la paroi. Quant aux cellules fixes du tissu conjonctif, bien faciles à reconnaître à leur forme allongée, à leurs prolongements et à leurs crêtes d'empreinte, elles sont régulièrement disposées en séries parallèles entre les strates de la substance fibrineuse et ne paraissent aucunement altérées, même dans les régions ou les éléments lymphoïdes sont le plus abondants. Les cellules lymphoïdes ne paraissent donc pas provenir d'une prolifération des cellules fixes; certains faits permettent d'ajouter qu'elles proviennent des couches profondes de la paroi, et ont atteint, dans les couches superficielles, le dernier stade de leur migration. En effet, l'examen des lambeaux détachés à l'aide des pinces montre que les feuillets les plus superficiels renferment des cellules lymphatiques complètement graisseuses, réfringentes, tandis que les feuillets profonds sont infiltrés des cellules jeunes bien colorées par le carmin. Dans ces mêmes feuillets, les cellules fixes, vues à plat, apparaissent sous forme de cellules rameuses, plates, à un seul noyau, anastomosées entre elles par de nombreux prolongements.

2° A côté des altérations inflammatoires que nous venons de décrire et sans rapport de distribution avec celles-ci, évolue un processus éminemmment dégénératif, caractérisé, dans un premier stade, par une infiltration graisseuse ou calcaire diffuse, et dans un stade plus avancé, par un dépôt athéromateux à contours bien limités. Ces lésions siègent quelquefois dans les couches superficielles ou moyennes de la tunique interne, mais plus souvent dans les couches les plus profondes en contact avec la tunique moyenne.

Elles apparaissent quelquefois dans des portions de la paroi infiltrées des cellules lymphatiques, mais, d'autres fois aussi, dans des portions qui ne renferment aucun de ces éléments.

Le processus débute tantôt dans les cellules fixes, tantôt dans la substance fibreuse. Dans le premier cas, on voit, sur les coupes transversales de la paroi, des amas fusiformes de granulations graisseuses et calcaires distribuées en séries parallèles entre les couches de la substance fibreuse et remplaçant les cellules fixes. Dans le deuxième cas, les granulations apparaissent dans l'épaisseur des lames fibreuses, qui prennent un aspect opaque et ne se colorant plus par le carmin.

A un degré plus avancé du processus, le dépôt athéromateux se présente comme une masse amorphe, grisâtre et réfringente, parsemée d'aiguilles cristallisées et nettement délimitée du tissu conjonctif voisin. Quelquefois en amas lenticulaires de matières athéromateuses, situés dans la couche profonde de la tunique interne sont entourés d'une zone d'infiltrations lymphatiques, qui occasionne un léger épaississement de la paroi à leur niveau. Cette infiltration des cellules lymphatiques, qui n'existait pas au début du processus, nous a paru le résultat d'une irritation de voisinage provoquée par la présence du dépôt athéromateux agissant à la manière d'un séquestre.

Il ne nous reste plus pour compléter la description de ces altérations diffuses, qu'à mentionner en quelque mots, les altérations des tuniques externe et moyenne de l'artère.

La tunique externe est hyperémiée, et sillonnée de traînées plus ou moins larges de cellules rondes, lymphoïdes, ordinairement accumulées au pourtour du vasa-vasorum.

La tunique moyenne est le plus ordinairement saine; çà et là cependant, elle est traversée de bandes fibreuses ou de traînées lymphoïdes étroites qui réunissent obliquement la tunique interne et la tunique externe.

B. *Altérations nodulaires*. — Très remarquable dans leur aspect et dans les lésions secondaires qu'elles entraînent, elles ne diffèrent point, dans leurs phénomènes essentiels, des altérations diffuses précédemment décrites. Elles consistent en des nodules développés dans la tunique interne, dont ils occupent tantôt les couches superficielles, plus souvent les couches profondes, quelquefois toute l'épaisseur. Variables dans leur structure, les nodules peuvent être ramenés à deux types principaux : *abcès athéromateux* et *fibrome*.

Abcès athéromateux. — Les nodules débutent par une accumulation des cellules lympatiques dans un foyer circonscrit; peut-être y-a-t-il aussi une prolifération concomitante des cellules fixes; mais la plupart des éléments sont assurément des cellules migratrices. A un degré plus avancé, ces cellules et le stroma conjonctif qui les soutient s'infiltrent de granulations graiseuses, le tissu se ramollit et l'abcès est formé.

Cet abcès, lorsque son siège est profond, comprime, use et finit par détruire la tunique moyenne en sorte qu'il n'est plus limité, dans ces parties profondes que par la partie externe. Sur l'une de nospréparations, les couches superficielles de la tunique interne s'étaient affaissées au niveau de cette perte de substance et étaient venues s'accoler à la tunique externe.

Fibrome. — Les nodules de forme sphérique ou lenticulaire, débutent par une tuméfaction circonscrite de quelques faisceaux conjonctifs ; ces faisceaux s'élargissent, se colorent plus vivement par le carmin, et se disposent en couches concentriques qui refoulent les tissus voisins. Les cellules fixes contenues dans ce foyer sont déplacées, de telle manière que quelques-unes sont vues de face au lieu d'être vues de profil, dans les coupes tranversales de la paroi: elles ne présentent aucun vestige de prolifération ni d'hypertrophie; mais, au contraire, comprimées par la tuméfaction des faisceaux fibreux, elles deviennent de plus en plus grêles et tendent à s'atrophier. A un degré plus avancé, le nodule fibromateux de plus en plus dense, ne renfermant à sa partie centrale que des cellules atrophiées, subit une transformation graisseuse et calcaire qui commence par les parties centrales. La présence de ce nodule entraîne des lésions de voisinage dans le tissu ambiant ; ordinairement on observe à son voisinage une zone plus ou moins étendue d'infiltration lymphoïde. Lorsqu'il siège dans les couches profondes de la tunique interne, il comprime, use et finit par détruire la tunique moyenne, et se met en contact avec la tunique externe. Outre les deux types nodulaires que nous venons de mentionner, on en rencontre d'autres de stucture mixte qui établissent une sorte de transition. L'infiltration lymphoïde et le gonflement de la substance fondadamentale ont lieu simultanément dans le même foyer.

Dans un 1er stade, le nodule présente alors une partie centrale riche en cellules lymphatiques et une zone périphérique formée d'une substance fibreuse à couches épaisses et vivement colorées par le carmin, dont les cellules fixes sont plus ou moins atrophiées. A un degré plus avancé, il peut arriver que le centre de ce nodule subisse une sorte de fonte graisseuse à la manière des abcès athéromateux, tandis que la zone périphérique fibreuse et condensée s'infiltre lentement de grannulations graisseuses et calcaires.

Parois des anévrysmes. Les coupes pratiquées sur des fragments découpés dans l'aorte au niveau du point où elle subit la dilatation anévrysmatique, montrent que la paroi de l'anévrysme est constituée par deux tuniques seulement : la tunique interne et la tunique moyenne de l'aorte ; la tunique moyenne élastique fait défaut ; les tuniques interne et externe présentent les altérations diffuses que nous avons décrites au paragraphe A.

La disparition de la tunique interne qui est évidemment la cause de la dilatation anévrysmale, est facile à comprendre dans son mécanisme, si on examine une coupe intéressant à la fois l'aorte et la paroi de l'anévrysme.

Certaines de nos préparations montrent que l'aorte à ce niveau présente des nodules fibromateux ayant détruit par compression la tunique moyenne comme il a été dit plus haut. D'autres préparations montrent que la tunique élastique a été progressivement envahie par des traînées de tissu fibreux ou embryonnaire reliant entre elles les tuniques interne et externe enflammées, et finissant par étouffer complètement les éléments musculaires et élastiques de la tunique moyenne.

Conclusion. — On voit qu'il s'agit, dans cette pièce pathologique, d'une endartérite diffuse et nodulaire, accompagnée d'une dégénération athéromateuse de la tunique interne. La péri-artérite ne fait presque jamais défaut, mais les altérations qui en dépendent sont en général peu profondes. Quant à la tunique moyenne, elle ne subit que

des altérations passives, l'usure par compression ou la transformation
fibreuse par extension du processus de l'endocardite et de la péri-artérite. Les lésions athéromatheuses sont telles qu'on les observe commu-
nément dans la vieillesse. Les lésions inflammatoires sont caractérisées
par l'infiltration diffuse ou en foyers de cellules lymphoïdes, ou bien
par la formation de nodules fibromateux. Nous n'avons trouvé, dans
ces diverses altérations, aucun caractère spécifique pouvant être rapporté à une néoplasie syphilitique.

Réflexions. — Cette observation n'a aucune ressem-
blance avec la précédente. Il s'agit aussi d'un homme de
48 *ans*, mort subitement, dont l'autopsie avait révélé l'existence de plusieurs tumeurs anévrysmales sur le trajet de
l'aorte ; mais c'est tout. Rien ni dans l'étiologie, ni dans
les symptômes, ni dans les lésions trouvées après ia mort,
ni même dans le diagnostic, qui puisse nous permettre
d'établir quelques analogies entre les deux cas.

Dans l'observation de M. Dujardin-Beaumetz, nous
avons trouvé une étiologie fort obscure ; comme symptômes dominants: une dyspnée et surtout une dysphagie
très intense, accompagnées de quelques douleurs intercostales, et comme lésions anatomiques : un cœur intact et
quelques petites plaques athéromateuses disséminées dans
l'aorte.

Ici, au contraire, le sujet de l'observation était *syphilitique* depuis dix-huit ans, et présentait avec des lésion artérielles très nombreuses et étendues, une symptomatologie
tout à fait différente. Les symptômes dominants étaient:
une *dyspepsie rebelle* et des *douleurs lombo-spinales très
violentes revenant par crises*, et des crises de *hoquet* très pénibles. En outre de ces symptômes, le malade avait présenté un peu de RAUCITÉ DE LA VOIX et de *dyspnée*. Enfin,
dans le premier cas, tout attirait l'attention du côté de la
poitrine, tandis que dans le cas présent les troubles abdo-

minaux masquaient ce qui se passait à la partie supérieure
du thorax..... Pas assez, cependant, pour qu'on ne pût
constater un léger degré de *dyspnée* et de *dysphonie.*

C'est à cause de cela, que nous aurions désiré que l'on
fût plus explicite, dans cette observation et qu'on eût dit
si en présence de cette raucité de la voix, on avait pratiqué
l'examen laryngoscopique du malade.

Nous aurions voulu que ceci fût consigné, car de cette
façon nous aurions pu aussi être sûrs que le *souffle double,
qui augmentait d'intensité vers le haut du sternum et les
vaisseaux du cou,* n'était pas un souffle d'anévrysme de
la crosse, mais un souffle purement anémique.

Nous regrettons beaucoup d'avoir trouvé cette petite la-
cune dans une observation si admirablement faite, d'autant
plus qu'elle ne laisse rien à désirer du côté de l'anatomie
pathologique et de l'*étiologie* ; mais pour notre étude nous
avons besoin aussi de certains renseignements qui puissent nous permettre de tirer quelques conclusions sur le
diagnostic, qui est précisément un des points les plus
importants à connaître, lorsqu'on tâche de vulgariser un
fait clinique.

Obs. III. — Aortite avec double anévrysme et perforation de l'aorte.
État criblé des valvules semi-lunaires ;
(Par M. le Dr Lancereaux).

Th..., âgé de 55 ans, fondeur, admis à l'Hôtel-Dieu (salle Sainte-
Jeanne, n° 32), service du professeur Grisolle, le 17 novembre 1863,
succombe le lendemain.

Ce malade d'habitudes sobres, avait un simple essoufflement qui ne
l'empêchait pas de travailler. La veille de sa mort, il se trouvait aussi
bien que de coutume, et il se rendait à son travail, lorsqu'il fut pris
à 7 h. 1|2 du matin d'une faiblesse suivie de perte de connaissance
qui dura 20 minutes. Toute la journée il se plaignit d'un sentiment de
froid. Son visage était pâle, et il présentait une certaine hébétude ;
son pouls était petit et régulier, sa respiration peu bruyante. L'auscul-

De la Cuéva.

tation du cœur ne fut pas pratiquée, ce malade ne s'étant couché qu'à
5 heures du soir. Le lendemain matin, il va au cabinet, et quelques
instants plus tard on le trouve mort dans cet endroit.

Autopsie. — Le cœur est hypertrophié à gauche et les valvules aortiques sont perforées de petites ouvertures qui lui donnent une apparence fenêtrée. La face interne de l'aorte est parsemée dans toute son
étendue, de saillies mamelonnées, grisâtres ou jaunâtres. La tunique
externe de ce vaisseau est en même temps injectée et épaissie. La première portion de l'aorte est le siège de désordres divers qui ne sont que
la conséquence de l'aortite. Au niveau de la crosse, la paroi déprimée
forme une poche anévrysmale peu profonde, où la tunique moyenne a
disparu. Cette poche anévrysmale ne renferme aucun coagulum sanguin. Il n'en est pas de même d'une autre poche située plus bas. Celle-
ci, beaucoup plus étendue, est presque entièrement remplie de concrétions sanguines, disposées sous forme de couches superposées, d'autant moins colorées qu'elles sont plus profondes. Elle forme à la partie
externe du vaisseau une tumeur ou saillie qui a le volume d'un gros
œuf : sa paroi est constituée par la tunique externe qui paraît tapissée,
dans une partie de son étendue du moins, par la membrane interne.
Au-dessous de cette poche il existe une perte de substance, sorte d'ulcère taillé comme à l'emporte-pièce, et au centre une perforation peu
étendue et sous forme d'éraillure longitudinale. L'inégalité du fond de
cet ulcère indique une date récente, et comme il y a lieu de croire
qu'il est le résultat de la rupture d'un foyer athéromateux, on peut
supposer : que c'est au mélange du contenu de ce foyer avec le sang et
à son transport vers le cerveau que doit être rapportee la perte de connaissance éprouvée par le malade quelque temps avant sa mort.

Les orifices des artères coronaires et ceux de la plupart des branches
qui émanent de l'aorte, se trouvent rétrécis.

Pourtant il n'y a de lésions bien notables dans aucun autre organe
(Note et pièce pathologiques dues à l'obligeance du Dr Héméry).

Réflexions. — Un homme en se rendant à son travail, éprouve une
perte de connaissance qui l'amène à l'hôpital ; le lendemain, il meurt
tout à coup pendant un effort de défécation. La lésion qu'il présente
est une aortite généralisée. Par suite de cette lésion, il existe dans la
première portion de l'aorte deux poches anévrysmales dont l'une, plus
volumineuse que l'autre, est remplie de concrétions sanguines, et à
côté de ces poches, un ulcère étendu avec perforation centrale. Ce cas,
remarquable spécimen d'anévrysme, nous fait connaître une autre conséquence de l'endartérite, l'ulcération et la perforation de l'aorte (1).

(1) Lanceraux. — Atlas d'Anat. Path , 1871, t I (Texte p. 254).

Réflexions. — Cette observation confirme ce que nous avons dit plus haut, en parlant des anévrysmes aortiques en général : combien il faut avoir présent à l'esprit la possibilité d'un anévrysme, toutes les fois que nous sommes en présence d'un malade atteint de *dyspnée*, pour peu intense qu'elle soit, et combien nous devons nous appliquer dans la recherche des *signes physiques* qui habituellement révèlent l'existence de cette maladie, si nous ne voulons pas commettre une *grave erreur de pronostic.*

En outre, nous voyons que les diverses lésions présentées par l'aorte ne sont qu'autant de phases différentes de l'inflammation de cette artère, comme nous avons tâché de l'indiquer dans notre chapitre d'anatomie pathologique, et en même temps, la part active que l'effort a dans la production et dans la terminaison des affections anévrysmales, lorsque les parois artérielles sont déjà malades.

Seulement, ce qui nous surprend beaucoup, dans le cas qui nous occupe, c'est que l'*endo-aortite aiguë*, si bien caractérisée anatomiquement par les mamelons dont la surface interne de l'artère était parsemée, ne se soit pas révélée pendant la vie, par ses symptômes habituels. Ainsi, point de fièvre, pas de sensation de chaleur, ni de battement derrière le sternum, etc., etc.

Rien qu'un simple *évanouissement* à la fin de la maladie, occasionné sûrement par une embolie cérébrale produite par le déversement de l'abcès formé dans les parois de l'aorte, qui avait laissé, lorsqu'il se fut vidé, cet *ulcère perforé à sa partie centrale*, sur lequel nous avons assez insisté,

Quant aux causes qui ont pu déterminer l'inflammation de l'aorte, et par conséquent la formation consécutive de ces anévrysmes, elles nous échappent, car notre malade n'ayant jamais abusé des liqueurs alcooliques et n'ayant jamais eu la syphilis, les seules causes que nous pourrions invoquer : *un travail dur et fatigant* (celui de *fondeur*) à *l'âge où la période sénile commence* (55 ans), nous semblent insuffisants pour expliquer le processus morbide.

OBS. IV. — Anévrysmes mixtes externes de la crosse de l'aorte.

(Par M. Raymond Petit).

La femme D..., âgée de 49 ans, entra dans la salle Sainte-Eulalie, à l'hôpital Necker, le 2 janvier 1866.

Cette malade depuis *plusieurs années* était souffrante ; fréquemment elle était prise d'accès d'oppression ; elle avait des troubles variables, mais continuels, du côté des fonctions digestives. Depuis quelque temps elle avait beaucoup maigri et ses forces avaient décliné.

A son entrée, la malade, outre ces symptômes dyspeptiques, ne nous présenta que de l'oppression habituelle, se compliquant, le soir surtout, d'accès de dyspnée, avec palpitation, anxiété, revêtant à s'y méprendre la forme d'accès d'asthme.

L'auscultation du cœur et de la poitrine ne révèlait alors rien qui pût expliquer ces phénomènes.

Dans le courant de février, ces accès devinrent plus forts et plus fréquents. Depuis plusieurs semaines la malade présentait des flatulences gastriques et intestinales qui étaient surtout fortes après les repas et durant les accès d'oppression.

Puis, peu à peu, l'abdomen finit par rester tympanisé d'une façon continue ; et malgré cela survenait, le soir surtout, des exacerbations violentes de ce météorisme.

Elle avait en même temps des douleurs erratiques dans les hypochondres, surtout dans l'hypochondre gauche.

L'examen de l'abdomen ne faisait rien découvrir du coté du foie, ni de la rate, ni des reins.

Le 15 février, pour la première fois, elle présenta des irrégularités dans les battements du cœur, avec des intermittences, sans que les bruits fussent altérés dans leur timbre.

La moindre fatigue, les moindres émotions morales déterminaient chez la malade des battements du cœur et de l'oppression.

Les forces diminuaient **très** insensiblement pourtant, sans que l'on pût au reste s'en expliquer le motif.

La malade toussait, mais, au mois de mars, elle ne présentait qu'un peu de catarrhe simple.

Il y eut à ce moment une sorte de temps d'arrêt dans la marche de la maladie, les fonctions digestives se relevèrent, les accès dyspnéiques diminuèrent et la malade sortit le 2 avril.

En face des accès d'oppression, en face des battements de cœur sans signes stéthoscopiques autres que les intermittences et les irrégularités, en face enfin de cet éréthisme nerveux général, on pensa naturellement à une affection asthmatique, présentant, ainsi que quelques auteurs l'ont noté, un symptôme particulier et non habituel. Je veux parler de la flatulence, d'où le nom d'*asthme flatulent* donné à cette variété.

Le 15 avril, la femme D..., rentrait à l'hopital Necker, dans le service de M. Bouley. Mais elle revenait plus souffrante : exacerbation des accès de dyspnée, de la flatulence, exacerbation des palpitations, douleurs erratiques plus fortes et plus disséminées ; tout annonçait que la maladie, quelle qu'elle fût, avait fait de rapides progrès.

Soumise à un examen minutieux, la malade nous parla pour la 1re fois de sa vie, d'une grosseur dont elle s'était aperçue depuis peu, siégeant au-devant de la poitrine. Nous constatâmes une voussure assez large, mesurant 7 à 8 centimètres de diamètre à sa base, et située à la partie supérieure et antérieure de la poitrine, au niveau de l'articulation des premières côtes avec le sternum.

Matité absolue en ce point, léger frémissement à la main, souffle rude, quand on appliquait l'oreille contre la voussure, couvrant le battement de l'aorte..... Il y avait là assez pour admettre l'existence d'un anévrysme de la crosse de l'aorte. Dès lors s'expliquait cette flatulence, et ces accès de dyspnée sans doute dus à quelque compression.

Nous remarquâmes une très notable différence dans l'énergie des battements des artères radiales gauche et droite, à gauche c'est à peine si nous percevions le pouls. Aucun autre trouble pourtant ne s'est rencontré du côté du bras gauche.

Pendant les accès d'oppression, nous fûmes frappés plusieurs fois du timbre sec et rude d'un ronchus qui s'entendait au loin à chaque inspiration. Ce ronchus se passait à gauche au niveau de la bronche. Evidemment il fallait l'attribuer à une gène de la circulation de l'air dan les tuyaux aériens.

La malade n'a jamais présenté de symptôme de spasme de la glotte ni d'aphonie.

L'anévrysme était là pour expliquer la compression de la bronche gauche.

La flatulence restait toujours la même, mais les forces déclinaient toujours un peu.

A cette époque, le 29 avril, la malade fut prise d'un érysipèle de la face et du cuir chevelu, qui revêtit une forme adynamique, et auquel la malade succomba le 4 mai.

Autopsie. — Le *cœur* ne nous a présenté qu'une dégénérescence graisseuse de son tissu, très manifeste, sans altérations endocardiaques ni valvulaires.

Les *poumons* étaient emphysémateux, surtout à gauche ; les bronches remplies de mucosités, ne présentaient pas de lésions ; la bronche gauche était comprimée par une tumeur volumineuse, siégeant le long de la crosse aortique ; mais la compression n'avait pas produit de rétrécissement du tuyau aérien, ni de dilatation bronchique au-dessous du point comprimé.

Le *foie*, la *rate*, les *reins* étaient sains.

L'*aorte* nous a présenté des lésions fort remarquables et nombreuses, lesquelles font du reste le sujet de la pièce que nous présentons à la Société anatomique :

1° L'*aorte ascendante* est le siège d'une dégénérescence graisseuse très marquée, et en de nombreux points existent même des plaques crétacées, larges, dures et épaisses.

Le tronc brachio-céphalique est resté sain et parfaitement perméable. Il en est de même de la carotide gauche ;

2° L'artère *sous-clavière gauche* ne communique plus avec l'aorte, d'épaisses plaques crétacées ont oblitéré complètement l'orifice de communication entre ce vaisseau et la crosse aortique, dans son étendue d'un demi-centimètre. Au-dessous, l'artère recevait pourtant du sang comme le prouvent la conservation de son calibre en ce point, et l'état sain de ses parois ; comment le sang pénétrait-il dans ces vaisseaux ? C'est ce que nous regrettons de ne pouvoir dire. Il nous a été impossible de faire à ce sujet des recherches qui eussent été pourtant remplies du plus vif intérêt.

Le sang n'y pouvait venir directement de l'aorte, puisque l'oblitération de l'orifice de la sous-clavière dans l'aorte est absolue. Il nous semble indispensable d'admettre une circulation collatérale par les anastomoses des branches de la carotide gauche, ou de la vertébrale, telles que les thyroïdiennes, ou l'intercostale supérieure, ou les scapulaires, ou la cervicale profonde.

En effet, le sang arrivait au membre supérieur gauche, en assez grande abondance pour ne gêner en rien sa nutrition, le pouls radial seul était presque imperceptible, et on le conçoit quand on songe aux détours que le sang devait prendre pour venir de l'aorte au bras, la communication entre l'aorte et la sous-clavière n'existant plus;

3° Tout près de l'origine de la sous-clavière gauche, la crosse de l'aorte présente *deux poches anévrysmales énormes*.

Premièrement, en haut, on peut voir une poche volumineuse, d'une longueur de 15 centimètres, d'une largeur de 10 centimètres, d'une épaisseur de 8 centimètres, arrondie, se terminant en pointe, et remontant jusque sous la première côte. Cette poche communique avec la partie convexe de la crosse de l'aorte, par un orifice rétréci, de 2 centimètres de diamètre environ. Cet orifice est circonscrit par une sorte de diaphragme dur, crétacé.

Les parois de la poche anévrysmale sont également dures, osseuses et épaisses. Elles adhèrent intimement par leur surface externe :

1° Au *poumon*, par leurs faces antérieure et latérale gauche;
2° A la *colonne vertébrale* par leur face postérieure.

Les corps des vertèbres en ce point ont subi une usure considérable, au point de présenter un enfoncement profond se moulant sur la tumeur.

En avant le sternum et les côtes présentent une voussure très notable; avec un véritable amincissement. Au même point, sur la partie *concave* de la crosse de l'aorte, on peut voir une *deuxième poche anévrysmale* en tout semblable à la première, mais seulement de dimensions moindres. Cette deuxième poche a 6 centimètres de longueur, sur 4 de largeur; elle est aussi arrondie, ovalaire. Je ferai remarquer en passant qu'il est très rare d'observer des anévrysmes en ce dernier point, c'est-à-dire, au niveau de la partie concave de la crosse de l'aorte, surtout avec de si grandes dimensions.

4° Au-dessous de cette deuxième poche, passe l'*artère pulmonaire gauche*, laquelle ne présente aucune lésion. Puis la *bronche gauche* qui était comprimée nécessairement par la tumeur située au devant d'elle, mais qui ne présente pourtant ni rétrécissement en ce point, ni dilatation au dessus ni au dessous.

Les parois de l'aorte descendante sont épaisses, dures, athéromateuses, jaunâtres, et présentent des plaques crétacées, épaisses et larges.

5° Dans chacune de ces poches, on trouve d'énormes *caillots fibrineux* les remplissant exactement. Ces caillots n'adhèrent pas aux parois de la poche dont ils sont séparés par une pulpe mollasse, grisâtre.

Etudiée à part, telle est la disposition de ces caillots :

Des lamelles minces de fibrine, d'un blanc grisâtre, sont imbriquées et empilées les unes sur les autres, de façon à offrir un aspect feuilleté des plus remarquables.

Ces couches sont très distinctes les unes des autres, et la ligne de démarcation bien tranchée qui existe entre chacune d'elles prouve bien que ces stratifications se sont formées peu à peu, et progressivement.

Si nous examinons la disposition de ces couches fibrineuses à la partie la plus extrême de la tumeur, nous les voyons arquées de façon à former une concavité très-nette, tournée vers le fond de la poche. Puis, à mesure que l'on examine plus près de l'orifice anévrysmal, on voit les couches devenir transversales, puis convexes, de telle façon qu'elles ont une direction tout opposée à celles qui siègent au fond du sac.

Cette disposition est telle que les dernières stratifications, c'est-à-dire les plus rapprochées de l'orifice de communication entre l'anévrysme et l'aorte, sont très-concaves, de façon qu'elles embrassent dans leur concavité, elles coiffent pour ainsi dire un caillot passif, de date beaucoup plus récente, du volume d'une grosse noix, mollasse, rougeâtre, non feuilleté. Ce caillot, sorte de gangue fibrineuse non encore stratifiée, tranche nettement par son aspect et sa constitution avec le reste du caillot. Il vient s'appuyer contre l'orifice de l'anévrysme, qu'il oblitère complètement; durant la vie, il se trouvait incessamment baigné par le sang qui circulait dans l'aorte.

J'ai insisté sur la disposition peu ordinaire de ces stratifications, qui ne sont nullement concentriques et qui ne se moulent pas sur la forme de la poche. Elles donnent au contraire l'aspect d'une pile électrique dont les éléments sont parallèles et superposés, la base de cette pile étant ici en bas, et reposant sur le caillot passif qui siège à l'orifice de l'anévrysme.

J'ai insisté également sur la disposition tout opposée des couches qui sont aux deux extrémités du caillot, parce que je ne sache pas que cela ait été noté encore. Elle est pourtant facilement explicable. Le caillot, en effet, s'est fait peu à peu; à mesure que l'anévrysme grandissait, des couches nouvelles s'ajoutaient aux anciennes. Or l'impulsion du sang de bas en haut tendait toujours à pousser en haut les couches déjà formées, et la poussée plus forte au centre qu'à la circonférence leur faisait prendre cette forme arquée à concavité tournée vers l'orifice anévrysmal.

Puis, la poche augmentant, les stratifications se multipliant, il est arrivé que les couches les plus anciennes ont fini par ne plus ressentir l'influence de la poussée du sang.

Mais dès ce moment elles ont eu à lutter contre les tissus qu'il fallait refouler, tels que le sternum et les côtes.

C'est alors que ces couches ont changé complètement de direction : de concaves en bas elles sont devenues concaves en haut, se moulant ainsi sur les tissus contre lesquels elles se trouvaient pressées et qu'elles avaient dû refouler.

Ces couches plus anciennes, ne recevant plus la poussée de l'ondée sanguine, en étaient alors séparées par des couches plus récentes qui formaient des arcs à concavité en bas.

Nous avons donc dans cette pièce anatomique d'énormes caillots actifs, fibrineux, feuilletés. C'est le cas ou jamais de chercher s'ils offrent quelques traces d'organisation. A cet effet, nous avons, conjointement avec notre collègue et ami M. Magnan, fait l'examen histologique de ces caillots.

Voici les résultats de ces recherches :

1° *Examen de la partie feuilletée du caillot :*

Couches stratifiées de fibrine sans traces d'organisation en aucun point. Une coupe mince laisse voir très nettement à l'aide du microscope des striations vagues, semées de granulations très fines et très nombreuses.

La préparation traitée par l'éther, nous voyons les granulations un peu plus grosses, brillantes, réfringentes, comme perlées, ressemblant à de fines gouttelettes d'huile.

Traitant une nouvelle préparation, toute semblable à la première, par l'acide acétique, nous voyons tout d'abord l'aspect strié ne pas devenir plus net, et nulle part nous ne pouvons apercevoir de noyaux ni de traces de vaisseaux.

L'action prolongée de l'acide acétique sur la préparation fait bientôt pâlir les striations, qui finissent même par disparaître assez rapidement et d'une façon complète.

Plus les couches sont anciennes, c'est-à-dire plus elles sont proches du fond du sac, leur situation devient marquée, et plus les granulations deviennent rares.

2° *Examen de la partie inférieure du caillot ou caillot passif :*

Ici, le caillot même à l'œil nu n'a plus le même aspect; il se présente sous la forme d'une masse molle, d'un gris rougeâtre. Le microscope nous fait voir un aspect grenu des plus marqués, des granulations plus grosses que dans le caillot actif feuilleté. Mais nulle part nous ne trouvons ces striations des couches les plus anciennes. En aucun point ici, non plus, nous ne découvrons d'éléments anatomiques de forme cellulaire ou nucléaire; pas de trace de vaisseaux.

Nous pouvons donc conclure dès à présent que ces caillots actifs sont de la fibrine pure, plus ou moins ancienne, mais qu'ils ne sont nullement organisés.

Nous résumant enfin, nous disons que, dans ce cas, nous avons affaire :

1º A deux anévrysmes mixtes externes, sacciformes de la crosse de l'aorte. Nous disons mixte externe, car la tunique interne rompue, la tunique moyenne, qui seule est le siège des dépôts crétacés, forme une sorte de saillie en diaphragme, au centre duquel se trouve l'orifice de la poche anévrysmale. Les contours de ce diaphragme perforé sont lisses. C'est la tunique externe celluleuse seule qui a résisté, s'est distendue et a formé la poche.

2º Ces anévrysmes renferment des caillots remarquables, actifs et feuilletés, puis des caillots passifs et non stratifiés, fibrineux tous et non organisés.

3º La circulation se faisait entre les deux tumeurs dans l'aorte dont le calibre est un peu dilaté à ce niveau.

4º La compression de la bronche gauche par la tumeur explique suffisamment les accès de dyspnée avec ronchus rude et bruyant.

5º Quant à la flatulence gastrique et intestinale, nous ne pouvons rien dire pour l'expliquer, les recherches sur ce sujet nous faisant malheureusement défaut. Aussi nous contentons-nous de supposer une compression probable du pneumogastrique et du grand sympathique. (*Bull. de la Soc. anat.*, t. XI, 2ᵉ série, 1866, XIIᵉ année, p. 416 et suiv.)

Réflexions. — Cette observation confirme ce que nous avions dit en parlant des symptômes des anévrysmes de l'aorte en général : que cette maladie, de même que les lésions valvulaires du cœur, doit être toujours cherchée par le médecin, lorsqu'il pratique l'examen de la poitrine d'un malade, s'il ne veut pas s'exposer à commettre des erreurs de diagnostic aussi nuisibles pour lui que pour le malade. Surtout quand on sait que l'anévrysme ne se révèle pas de lui-même, car il n'a pas de symptômes propres, mais des symptômes de compression, et que si l'on veut le découvrir il faut aller au devant de lui, c'est-à-dire qu'il faut le soupçonner toujours, et le chercher, par tous les moyens d'exploration qui nous sont connus.

La malade qui fait le sujet de cette observation avait des accès de dyspnée à forme asthmatique, maigrissait, avait des palpitations déterminées par la moindre fatigue, par la moindre émotion, et toussait. A ces symptômes s'ajoutaient des accès de flatulence gastrique et intestinale, survenant après les repas et au moment où elle avait ses accès d'asthme. La malade resta à l'hôpital pendant *trois mois* et, le jour qu'elle demanda à sortir, le diagnostic qu'on avait formulé sur sa maladie était celui d'*asthme flatulent*.

Treize jours après, la malade rentra à l'hôpital, pour la seconde fois, plus malade qu'en sortant et, pressée par les questions qui lui furent faites, raconta qu'elle avait, depuis peu, une *grosseur* à la partie supérieure et droite de la poitrine près du sternum. On examina la tumeur et on trouva alors que celle-ci était un *anévrysme* faisant saillie à l'extérieur, d'environ 7 ou 8 centimètres de diamètre. *On examina aussi* les pouls radiaux et on trouva une différence énorme entre eux, le gauche étant presque imperceptible.

L'*autopsie* révéla, outre des lésions athéromateuses et calcaires très nombreuses et étendues, deux poches anévrysmales, dont l'une, presque aussi grosse qu'une tête de fœtus, occupait la convexité de la crosse, entre l'origine du tronc brachio-céphalique et les artères carotide et sous-clavière gauche, l'autre plus petite située sur la *concavité* de l'aorte, circonstance qui, comme dit l'auteur de cette observation, est extrêmement rare. En outre l'artère sous-clavière gauche près de son orifice aortique était oblitérée, dans une étendue d'environ un demi-centimètre, par des plaques crétacées ou calcaires; la carotide gauche et le tronc brachio-céphalique étaient restés perméables. La circulation du bras gauche se faisait par des collatérales qui communiquaient avec la sous-clavière gauche au-dessus de l'obstacle.

Enfin cette observation, fort bien rédigée, d'ailleurs, peut nous être utile, non seulement parce qu'elle nous montre un nouveau cas d'affection anévrysmale multiple reliée à des altérations des tuniques du vaisseau, très généralisées, mais parce que l'étude microscopique faite sur les caillots nous apprend que ceux-ci n'offraient pas la moindre trace d'organisation, malgré ce qui a été avancé par les auteurs, et parce que, en même temps, elle nous fait connaître combien il est facile de marcher à côté d'une maladie du cœur ou de l'aorte lorsqu'on néglige d'examiner très attentivement la poitrine et le pouls.

Obs. V. — *Double anévrysme de la crosse de l'aorte, en voie de guérison ; mort par formation de concrétions sanguines dans le cœur.*

(Par le Dr O.-B. Bellingham.)

Un marin, âgé de 37 ans, entré à l'hôpital le 26 octobre 1848, se plaignait principalement de *dyspnée*, de *toux* et de *difficulté dans l'expectoration*; la toux était *rauque* et ressemblait un peu à celle des maladies chroniques du larynx, elle était courte, pendant que l'inspiration qui la précédait était longue et bruyante. Le malade accusait de la *douleur à la base du cou*, immédiatement au-dessus du sternum et *une douleur vers le larynx qui augmentait à la pression*; il lui était *très difficile d'avaler* des aliments solides, excepté lorsqu'ils étaient très peu volumineux; mais il n'éprouvait aucune difficulté pour avaler les liquides. La face exprimait l'anxiété ; le sommeil était court, interrompu toutes les demi-heures environ, par un sentiment de suffocation ; le *pouls*, examiné aux *deux artères radiales, avait la même force et la même plénitude*. Le malade faisait remonter tous ces accidents à cinq ou six mois : il disait avoir pris froid dans un voyage sur la Méditerranée, et qu'à la suite de ce *refroidissement* était survenue de la toux, *suivie* deux mois après d'un *enrouement* qui ne l'avait pas quitté depuis. La difficulté pour avaler les solides et la douleur au niveau du larynx ne dataient que de quatre mois. Ce malade n'avait jamais reçu de coup sur la poitrine ; en l'examinant avec attention, on découvrit une *tumeur pulsatile modérément saillante*, située à la partie supérieure du côté gauche du thorax, à la jonction du cartilage de la seconde côte avec le sternum, s'étendant un peu au-dessus et au-dessous de ce point, un peu douloureuse à la pression et fournissant à la main une *double impulsion* bien marquée. La percussion donnait un *son mat* au niveau de la partie supérieure du sternum, ainsi qu'un peu à droite et à gauche de cet os. L'auscultation faisait entendre au niveau de la tumeur anévrysmale un *double bruit très fort*, ressemblant au double bruit du cœur. Les bruits de cet organe étaient normaux, quoique *faibles*, l'impulsion très peu considérable, la *respiration* était *bronchique* au niveau de la première pièce du sternum.

Du 26 octobre au 8 janvier suivant, il ne survint pas un très grand changement dans l'état de ce malade; il conservait sa dyspnée, sa toux, son expectoration et son insomnie; toutefois la difficulté pour avaler était moindre, et la tumeur anévrysmale semblait plutôt s'être éloignée de la périphérie que s'être portée en avant; ses battements étaient aussi moins évidents, bien qu'on perçût encore la double impulsion et le double bruit. Dans les premiers jours de février, ce malade commença à s'affaiblir; la face était anxieuse et exprimait la souffrance; la tumeur anévrysmale était à peine saillante, son impulsion peu sensible: mais la difficulté d'avaler et la dyspnée avaient augmenté; la voix était éteinte; la toux, courte et sifflante, était continuelle et des plus fatigantes. Les accidents continuèrent jusqu'au 19 juillet, que le malade succomba.

Autopsie. — En ouvrant la poitrine, on aperçoit le cœur un peu augmenté de volume, mais flasque et mou; ses parois étaient couvertes de graisse; les cavités cardiaques étaient presque entièrement remplies par de la fibrine coagulée. Quant au sac anévrysmal qui venait faire saillie à l'extérieur, à gauche du sternum, il naissait de la portion transverse de la crosse de l'aorte, entre l'origine de l'artère innominée et la carotide gauche; il avait le volume environ d'une *petite pomme*; le sac adhérait à la plèvre gauche et aux parois de la poitrine. La seconde côte, près de son cartilage, était fortement amincie par la pression de la tumeur. A droite du sternum et au-dessous de cet os, se voyait un autre sac anévrysmal, situé plus profondément dans la poitrine, *et plus volumineux* que le premier. Ce sac naissait de la portion ascendante de la crosse, adhérait intimement au lobe supérieur du poumon droit, et à la trachée au niveau de sa bifurcation, laquelle était complètement aplatie par la pression. Les deux sacs anévrysmaux étaient durs et solides; ils étaient presque entièrement remplis par de la fibrine, déposée en couches concentriques, et s'étendant presque jusqu'à l'orifice de communication du sac et de l'artère. Les couches extérieures, celles qui étaient en contact avec les parois du sac, étaient blanchâtres et décolorées ; les autres étaient plus ou moins fortement teintes de sang ; le caillot n'en était pas moins très solide et très dur, la crosse de l'aorte était un peu dilatée, sa membrane interne présentait de nombreuses plaques athéromateuses. (Dublin medical Press, mai 1849.)

L'observation précédente offre l'exemple assez curieux et assez rare d'un double anévrysme de la crosse de l'aorte, en voie de guérison par la déposition de fibrine dans son intérieur. Peut-être, comme le dit M. Bellingham, la mort a-t-elle été due à la formation de concrétions fibrineuses dans le cœur; mais la compression de la trachée, l'expectoration purulente qui existait chez ce malade, nous portent à penser qu'il a pu aussi succomber à une inflammation du tissu pulmonaire sinon à une bronchite capillaire, toutes terminaisons très connues en pareil cas. Nous regrettons que M. Bellingham n'ait pas donné de détails sur l'état des organes respiratoires. (*Arch. génér. de la médecine,* 4ᵉ série, 1849, tome XXI, p. 339 et suiv.)

Réflexions. — Outre la remarque fort judicieuse qui a été faite par le traducteur de l'observation précédente, nous ferons remarquer : 1° le rôle important que le *froid* semble jouer dans l'étiologie du cas observé par M. Bellingham ; 2° comment la nature se charge aussi, dans les cas d'anévrysmes multiples, de guérir la maladie comme s'il s'agissait tout simplement d'un anévrysme unique.

C'est bon à savoir pour le pronostic.

Obs. VI. — Triple anévrysme aortique, dont un au niveau de l'orifice diaphragmatique de l'aorte. — Affection organique du cœur. Mort. Autopsie.

(Par M. Colas.)

Antoine, fondeur en cuivre, âgé de 42 ans, est entré le 20 juin 1867, salle Salle-Louis, à la Charité, service de M. Bourdon. On ne reconnaît chez lui aucun antécédent rhumatismal; mais il avoue quelque excès alcooliques. Depuis deux ou trois ans, il est sujet à l'essoufflement et aux palpitations.

La veille de son entrée il fut pris de dyspnée et d'une douleur légère, vers l'aisselle droite, sans frisson, sans point de côté véritable.

A la visite du soir, il offre 35 respirations par minute ; un pouls à 136, petit ; crachats rosés avec teinte abricot. On constate dans la poitrine une congestion des deux bases avec broncho-pneumonie du lobe moyen droit. Il existe un souffle au premier temps à l'orifice mitral et un second, plus marqué, derrière la partie supérieure du sternum, également au premier temps. Point de voussure ni de frémissement cataire.

Les jours suivants, un noyau de broncho-pneumonie se manifeste également à gauche, et la mort arrive le 26 juin, dans un accès de dyspnée, avec une cyanose considérable.

L'autopsie démontre, aux points indiqués par l'auscultation, les lésions de la broncho-pneumonie.

Le cœur présente une augmentation de volume considérable ; l'orifice mitral est rétréci par de petites concrétions ossiformes qui siègent sur le bord de la valvule. Des concrétions analogues sont inégalement dispersées sur la face interne de l'aorte, depuis son origine jusqu'à sa bifurcation. L'aorte présente en outre, dans cette même étendue, trois anévrysmes superposés L'un siège immédiatement au-dessus de son origine et se porte du coté gauche ; il est sacciforme et renferme un caillot peu adhérent, feuilleté. Le second anévrysme a été ouvert dans les efforts qu'on a faits pour enlever le vaisseau. Le troisième, le plus important, offre un volume considérable.

Il est à la fois thoracique et abdominal, et malgré la présence, à ce niveau, de l'orifice diaphragmatique, qui semblait devoir limiter son travail d'envahissement, il s'est régulièrement développé, et sa forme est cylindrique. Son contenu est un caillot qui le remplit totalement et qui paraît constitué par deux couches distinctes remontant à des époques différentes. La compression de l'anévrysme s'est fait sentir sur les onzième et douzième vertèbres dorsales et la première lombaire, dont les faces antérieures présentent une usure de 1 à 2 millimètres de profondeur. Ici, comme dans les cas semblables, les disques intervertébraux ont été respectés, et la poche se trouve formée par la colonne vertébrale elle-même.

Malgré cette triple dilatation anévrysmale, rien pendant la vie n'avait appelé l'attention du côté de la circulation aortique.

M. Laborde fait remarquer que ces phénomènes d'étouffement et d'essoufflement qui paraissent seuls avoir marqué la présence de l'anévrysme au niveau du diaphragme, sont également ceux qui ont été signalés dans un cas rapporté par M. Richet et pour lequel furent appelés MM. Trousseau et Bouillaud.

Ces étouffements sans indication bien nette d'un organe malade forment pour ainsi dire un signe négatif qui a pu faire poser à M. Trousseau un diagnostic parfaitement vérifié plus tard ; peut-être faut-il admettre, comme ces auteurs l'ont pensé, que ces phénomènes névrosiques doivent être rapportés à la compression du plexus solaire. (*Bull, Soc. anat.*, 1867, XIIIe année, p. 469.)

Réflexions. — Ce malade a présenté des *antécédents alcooliques*. Comme symptômes dominants, il a eu depuis 2 ou 3 ans un peu de dyspnée et quelques palpitations — Il entre à l'hôpital avec tous les signes d'une congestion des deux bases s'accompagnant de broncho-pneumonie du lobe moyen droit (qui gagna plus tard le lobe moyen gauche), et des signes d'une lésion mitrale. Pas de frémissement cataire ni de voussure. Rien qu'un souffle au premier temps derrière la partie supérieure du sternum. — La mort eut lieu six jours après son entrée, dans un accès de dyspnée avec cyanose très considérable.

A l'autopsie on trouva le cœur hypertrophié et l'orifice mitral rétréci par des concrétions d'apparence osseuse. — L'aorte offrait une dégénération calcaire très étendue, ayant donné lieu à la formation de trois poches anévrysmales : la première était située immédiatement au-dessus de l'origine de cette artère et se portait à gauche ; — la deuxième fut déchirée en enlevant le vaisseau, et la troisième, beaucoup plus volumineuse que les deux autres, était à la fois thoracique et abdominale et avait usé les corps des deux dernières vertèbres dorsales et de la première vertèbre lombaire.

Cette observation confirme ce que nous avons dit plus haut ; que dans bien des cas l'anévrysme de l'aorte a des allures si bizarres, qu'il faut voir la tumeur et sentir ses battements sous la main, pour pouvoir sopçonner son existence.

Elle nous apprend aussi que la compression du plexus solaire peut déterminer des phénomènes dyspnéiques.

Nous regrettons que dans le cas présent, l'auteur de l'observation ne nous ait pas dit s'il y avait aussi, compression du poumon. Car de cette façon nous aurions pu nous rendre mieux compte de cette broncho-pneumonie. — Et qu'on ait oublié de mentionner l'état de l'orifice et des valvules aortiques, surtout lorsqu'il s'agit d'une poche née immédiatement au-dessus de l'orifice de l'aorte.

Obs. VII. — Anévrysme multiple de l'aorte. — Mort subite dans un accès de suffocation.

(Par M. Sevestre.)

Un homme de 60 ans, entré le 6 juin à l'hôpital Lariboisière, dans le service de M. le Dr Oulmont, ancien maître d'école, puis employé aux écritures, en dernier lieu commissionnaire, prétend n'avoir jamais fait d'excès alcooliques et ne présente, du reste, aucun antécédent diathésique à signaler. Il lui est arrivé bien rarement et seulement dans ces derniers temps de faire quelques efforts. Le début de la maladie paraît remonter à une quinzaine de mois. A cette époque, il ressentit, pour la première fois quelques picotements derrière le sternum, puis un sentiment de constriction. Ces phénomènes se sont accentués dans les derniers mois, et de plus, le malade a commencé à se trouver un peu gêné pour respirer. Il n'avait jamais eu auparavant de dyspnée, ni de palpitation.

Ce n'est guère que trois semaines ou un mois avant son entrée à l'hôpital que ces accidents se sont montrés avec une certaine intensité. Au moment de l'entrée, il présentait une dyspnée continue avec des accès survenant principalement la nuit. L'examen permettait de reconnaître un anévrysme de la crosse de l'aorte ayant écarté les cartilages de la deuxième et la troisième côtes du côté droit, et faisant de ce côté de la poitrine une saillie de 3 centimètres de diamètre environ. Cette tumeur, animée de battements isochrones au choc du cœur, offrait à l'auscultation deux claquements, dont le premier était très fort, mais sans bruit de souffle. Parfois, mais non pas d'une façon constante, on trouvait ce premier bruit légèrement prolongé. La pointe du cœur bat-

De la Cueva.   7

tait dans le cinquième espace intercostal, un peu en dehors du mamelon ; les bruits étaient parfaitement normaux. Le pouls radial était très légèrement en retard sur le choc du cœur et paraissait à peu près également fort des deux côtés. Le tracé sphygmographique était du reste absolument semblable et remarquable par une ascension brusque avec crochet et un plateau très court.

Le bras droit était le siége d'un œdème commençant, et la région de l'épaule présentait des veines dilatées. Il y avait donc compression du tronc brachio-céphalique de ce côté. L'auscultation de la poitrine faisait entendre à gauche quelques râles disséminés, mais plus abondants à la base. A droite, on trouvait à la base une matité plus étendue en arrière, remontant un peu plus haut en avant. A ce niveau le bruit respiratoire était affaibli. Au sommet il y avait du souffle. Ces phénomènes semblaient de voir s'expliquer par une compression de la bronche et un épanchement pleural. La voix était un peu rauque, mais sans altération bien notable ; les deux pupilles à peu près égales. On fit sur la tumeur des applications de glace, en permanence, et le malade prit à l'intérieur de la teinture de digitale (1 gramme).

Vers le 15 juin, l'oppression augmente assez notablement en deux ou trois jours ; l'examen de la poitrine permet de constater que l'épanchement occupe la moitié de la hauteur du thorax.

Une amélioration légère survient à la suite d'une application d'un vésicatoire. Cependant, vers la fin de juin, la dyspnée augmente, obligeant le malade à rester assis ou levé presque constamment. Enfin le 2 juillet à cinq heures du matin, il mourut subitement dans un accès de suffocation.

A l'*autopsie* pratiquée le lendemain ; on trouve non point un anévrysme de la crosse de l'aorte, mais une série d'anévrysmes.

D'abord, en avant, une première tumeur allongée transversalement et offrant dans ce sens de 6 à 7 centimètres, et 4 à 5 centimètres de haut en bas ; à sa face antérieure on voit un prolongement allongé qui s'insinue entre la deuxième et la troisième côte, et en arrière un orifice de 22 à 25 millimètres de diamètre, par lequel elle communique avec l'aorte.

Sur la partie postérieure de la crosse de l'aorte, on trouve une autre tumeur arrondie, présentant à peu près le même volume que la précédente, mais avec un orifice beaucoup plus large. Sur le bord de cette seconde poche anévrysmale, et s'ouvrant dans sa cavité même, existent trois petites tumeurs, du volume d'une noisette à une petite noix, et qui font, à l'extérieur, saillie entre les deux tumeurs principales. Sur le sommet de la crosse, immédiatement après l'origine de la sous-clavière gauche, on trouve encore une dilatation légère. Enfin, le tronc artériel brachio-céphalique est aussi dilaté. En somme, et en négligeant cette dilatation du tronc brachio-céphalique, il existe, sur la crosse de l'aorte, six poches anévrysmales. L'aorte, du reste, présente depuis son origine jusqu'après la naissance des gros troncs artériels, une dilatation générale. Les deux grosses tumeurs sont à peu près entièrement remplies par des caillots actifs. On pensa d'abord à attribuer cet heureux résultat aux applications locales de glace, faites sur la tumeur antérieure pendant la vie, mais cette considération que la tumeur postérieure présente un caillot semblable, empêche d'attribuer une grande valeur à cet argument. La veine cave supérieure passe entre les deux tumeurs principales, et à ce niveau l'une des petites tumeurs fait saillie dans son intérieur de façon à rétrécir encore le calibre de cette veine déjà aplatie. Elle est à moitié remplie par un caillot assez résistant, et qui se prolonge dans les veines afférentes. Seulement, dans le tronc brachio-céphalique droit, il remplit complètement le calibre du vaisseau et adhère à ses parois. L'artère pulmonaire, au côté droit, est aplatie au niveau de son passage derrière la tumeur anévrysmale. La bronche droite est également aplatie d'avant en arrière et son calibre notablement diminué. Quant aux nerfs de cette région, ils sont déplacés dans un sens ou dans l'autre, mais ne paraissent comprimés en aucun point. Il en est de même de l'œsophage.

Le cœur est un peu hypertrophié. Les valvules sont saines, mais l'orifice aortique est légèrement insuffisant. Le poumon gauche est sain, à part un certain degré de congestion à la base. Quant au poumon droit il était refoulé en haut par un épanchement purulent occupant la moitié de la hauteur du thorax et limité par des adhérences. Les cartilages des deuxième et troisième côtes droites sont écartés et un peu érodés. Le sternum à ce niveau est aussi le siège d'une usure commençante.

Les autres organes n'ont pu être examinés, de sorte que l'on n'a pu savoir s'il n'y avait point d'anévrysmes d'autres artères.

L'aorte est athéromateuse.

Réflexions. — L'*étiologie* de cette observation est encore assez obscure. Le malade n'était pas un alcoolique et n'offrait aucun antécédent diathésique.

Cependant il nous semble que certaines particularités de son histoire, telles que les privations qu'il avait endurées, unies à son âge déjà un peu avancé et aux efforts qu'il avait été obligé de faire dans les derniers temps de son existence, efforts auxquels il n'était pas habitué, —

auraient pu être invoquées pour expliquer l'affaiblisse-ment général des parois de l'aorte.

Passant maintenant à la symptomatologie du malade nous trouvons signalés dans cette observation, — outre la douleur constrictive derrière le sternum, la dyspnée continue avec exacerbations la nuit, la voussure formée par l'anévrysme, et les caractères du pouls radial, une *dilatation veineuse de l'épaule droite et un œdème commençant du membre supérieur du même côté*, produits par la compression que la poche anévrysmale avait exercée sur la veine-cave supérieure.

Ce détail est assez curieux, car habituellement, lorsqu'il existe une oblitération de cette veine, l'œdème observé et les dilatations veineuses, sont bi-latérales, tandis que dans le cas présent ils ne siégeaient que d'un seul côté, comme s'il s'agissait d'une compression du tronc brachio-céphalique droit. La cause de cette anomalie fut expliquée à l'autopsie par la présence d'un caillot formé dans l'intérieure de la veine-cave supérieure (par phlébite ?), lequel oblitérait seulement en partie son calibre et puis s'étendait à une grande distance dans le tronc brachio-céphalique droit qu'il avait oblitéré complètement. La partie du calibre de la veine-cave supérieure restée perméable. permettait au sang d'arriver au cœur.

Enfin, la mort subite du malade semble pouvoir être rapportée à l'oblitération de l'artère pulmonaire droite qui a été trouvée aplatie à l'ouverture du cadavre.

Quant aux petits anévrysmes, en voie de développement placés autour du bord de la grande poche qui communiquait avec la paroi postérieure de l'aorte, nous croyons pouvoir les comparer à ces abcès athéromateux ou à ces nodules fibromateux décrits par M. le Dr Kiéner dans l'observation II, p. 70.

Obs. VIII. — Anévrysmes multiples de l'aorte.
(Par M. le Dr Blandin).

Marguerite Léonard, âgée de 57 ans, brune, d'une taille moyenne, d'une bonne constitution et d'une bonne santé, élève de la Salpêtrière où elle fut recueillie dès son jeune âge, ressentit, pour la première fois il y a environ deux ans, des battements à la partie supérieure et droite du sternum. Peu après ou simultanément, elle éprouva de la gêne dans la respiration, de la toux, des éblouissements, des tintements d'oreilles. Un an plus tard, une douleur se manifesta le long de l'épine dorsale et se fixa entre les deux épaules ; elle empêchait la malade de rester longtemps couchée du même côté. A six mois d'intervalle, le point qui était le siège des battements (l'espace correspondant au cartilage de la deuxième côte droite) devint sensible à la pression ; il y eut des fourmillements, des sensations de froid dans le membre thoracique droit.

A cette époque, à l'occasion de ces symptômes, Marguerite Léonard entra à l'infirmerie.

On la traita par des évacuations sanguines, des boissons adoucissantes. Son état s'améliora ; elle reprit, au bout de deux mois, son emploi dans la lingerie de l'établissement.

A la suite d'une émotion vive, les accidents qui avaient eu quelque calme se reproduisirent avec plus d'intensité ; une tumeur se manifesta au lieu où les battements se faisaient sentir. Deux mois, la malade lutta contre les souffrances avec des intervalles de mieux et de plus mal ; mais enfin, incapable de se livrer à aucun travail, à aucun exercice, elle revint à l'infirmerie le 9 février 1831.

Outre les symptômes déjà signalés et qui avaient fait seulement présumer la nature de l'affection, Léonard offrait alors les signes pathognomoniques d'un anévrysme de l'aorte.

Une tumeur à base ronde, peu saillante, d'un pouce et demi de diamètre, sans changement de couleur à la peau, existait à la partie antérieure et supérieure droite de la poitrine, à quinze lignes au-dessous de la clavicule, près le bord externe du sternum auquel elle paraissait contiguë.

Cette tumeur était le siége de pulsations isochrones à celles du pouls, visibles à l'œil, sensibles au toucher. Le stéthoscope appliqué sur son centre, faisait éprouver un soulèvement brusque et transmettait, non le simple bruissement qui a été donné comme signe caractéristique des anévrysmes en général, mais deux bruits très distincts, et que plusieurs personnes ont constaté. L'un, gros et sourd, semblait une sorte de souffle ; l'autre, plus petit, plus clair, à timbre différent du premier, pouvait se comparer à la chute d'un grain de sable, ou d'une goutte d'eau, dans un liquide. Au delà de la tumeur, en se rapprochant du cœur, le choc, produit par la contraction des ventricules, étouffait ces deux bruits qui n'étaient plus aussi distincts, et qui devenaient même insaisissables à la région précordiale. Dans le sens opposé, c'est-à-dire en allant de la tumeur vers l'épaule, on les entendait bien moins que sur la partie centrale même de la tumeur ; mais il était possible de les suivre encore jusques et passé le point externe d'insertion des fibres du grand pectoral à la clavicule. Au-dessus de cet os, non plus qu'en arrière, on ne les percevait pas distinctement.

La percussion sur la tumeur et sur le point immédiatement opposé du côté gauche du thorax ne fournissait pas une notable différence de sonorité.

Le cœur donnait une impulsion forte, mais non étendue. Le pouls, naturel sous le rapport de la fréquence, était plus faible au bras droit qu'au bras gauche, et offrait quelquefois des intermittences.

La respiration, qui semblait normale dans l'état de calme et de repos, devenait sifflante, accélérée, aussitôt que la malade parlait. Alors même il pouvait survenir de la dyspnée, des quintes de toux, avec injection de la face, raptus du sang vers la tête. Dans ces cas, le sifflement bronchial très bruyant s'entendait à grande distance. Ces accidents toutefois ne déterminaient pas la syncope.

Les fonctions digestives n'étaient pas lésées. Seulement il y avait peu d'appétit. L'innervation, les sécrétions n'avaient jamais été troublées.

Lors de l'entrée de la malade à l'infirmerie, une saignée fut pratiquée, des boissons rafraîchissantes, des pédiluves sinapisés, un repos absolu, un régime sévère lui furent prescrits. Durant sept semaines, aucun accident ne se manifesta, et, dans cet intervalle, le grand nombre d'élèves qui suivait la clinique de M. Rostan examina la malade.

Le 2 avril, dans la nuit, sans cause connue, Léonard fut prise tout à coup d'un accès de suffocation, tel qu'elle n'en avait jamais éprouvé. Cet accès dura trois heures et jeta la malade dans la plus grande anxiété. A la visite, le lendemain, elle était assise sur son séant, le tronc fléchi, la respiration haute et haletante, la voie éteinte et entrecoupée. La face était colorée, le pouls vif, les battements de la tumeur, forts et tumultueux. Le sifflement bronchial était porté à un point extrême, et le double bruit déjà indiqué s'entendait de même par le stéthoscope dans la région thoracique supérieure droite. En arrière il y avait un râle muqueux et sonore dans les deux poumons. Il fut prescrit une saignée de quatre palettes, pédiluves sinapisés, infusion de violette, silence et repos absolus, diète.

Le sang tiré de la veine était riche en fibrine et présentait la couenne grise inflammatoire à un haut degré.

La journée fut calme, mais dans la nuit un accès de suffocation se répéta, tout aussi violent que le premier.

Le lendemain, M. Rostan, jugeant les forces trop diminuées, se refusa à faire pratiquer une seconde saignée, et s'en tint aux révulsifs et autres moyens indiqués.

Les jours suivants, la face se décomposa; chaque nuit il y eut un nouvel accès dyspnéique, la respiration s'embarrassa de plus en plus. Après une violente fièvre, Léonard expira le 7 avril, à 6 heures du soir.

Autopsie. Le surlendemain à 6 heures du matin (36 heures après la mort).

Le cadavre, d'un embonpoint médiocre, conservait de la rigidité musculaire.

La percussion sur la tumeur ne donnait qu'une obscurité de son à peine apréciable.

A deux pouces de l'origine de l'aorte, sur sa paroi antérieure, existait une tumeur demi-sphérique, à base plus étroite que la circonférence, du volume d'une balle de paume, qui, recouverte de tissu cellulaire dense et fibreux, et des deux feuillets pleurétiques qui forment le médiastin antérieur, adhérait intimement, au niveau de la deuxième côte à la paroi thoracique antérieure droite. Cette tumeur, disséquée et isolée, avait, dans son diamètre longitudinal 21 lignes, dans le transversal 17, dans l'antéro-postérieur 15. Le col, plus étroit que le fond, avait 3 pouces de circonférence ; celui-ci en présentait près de 5. La surface externe du sac anévrysmal, offrait de ces saillies, inégalités ou bosselures que Corvisart assimilait à des kystes capables de produire la déchirure ou l'érosion de l'artère de dehors en dedans, mais qui, d'après Hogdson, doivent être bien plutôt rapportées à la rétraction artérielle dont la nature se sert, après l'absorption du coagulum, pour produire la cure spontanée des anévrysmes. La surface interne de la tumeur, lisse au niveau de l'ouverture de communication offrait, au delà : 1° des tâches blanchâtres semblables à celle que nous verrons plus bas disséminées dans toute l'étendue de l'aorte. 2° des caillots fibrineux plus ou moins consistants, jaunâtres, adhérents aux parois du kyste, et ne remplissant que la moitié de sa cavité; 3° un autre caillot allongé, jaune, récent, qui, provenant du ventricule gauche du cœur, contractait d'assez fortes adhérences avec les premiers.

D'une manière évidente, les membranes interne et moyenne de l'aorte, dans cette poche anévrysmale étaient déchirées, mais à quelques lignes au delà de l'ouverture de communication artérielle.

Outre cette première tumeur, la crosse de l'aorte dilatée elle-même dans sa totalité, en offrait trois autres dont la description importe pour l'explication des symptômes observés.

La première du volume d'une aveline, existait à la paroi latérale et postérieure droite de l'artère, à 15 lignes de la naissance du tronc brachio-céphalique.

Elle contenait des caillots durs, offrait une déchirure manifeste des tuniques internes du vaisseau et comprimait la bronche droite à son origine.

La deuxième, du volume d'une noix, avait son siège sur la paroi postérieure de la crosse aortique. Remplie de caillots consistants, elle exerçait, sur la partie inférieure de la trachée-artère à laquelle elle adhérait intimement, une compression telle, que le canal aérien, fort aplati, était, dans une longueur de deux lignes, rétréci de la moitié de son aire Cette compression, pour le dire en passant, explique les attaques de suffocation et la mort rapide de la malade. De même que dans le kyste précédent, les deux membranes artérielles internes, présentaient une solution de continuité.

La troisième tumeur, du volume d'un pois, avait son siège entre l'origine de la carotide et de la sous-clavière gauches. Elle était remplie d'un coagulum fibrineux épais, superposé par couches, et n'offrait de remarquable que la déchirure manifeste aussi, de la tunique artérielle interne.

Enfin, une cinquième tumeur anévrysmale, celle qui explique la faiblesse du pouls dans le bras droit, l'engourdissement et le froid de ce membre, avait son siège dans le tronc innominé, du volume d'une noix de galle, arrondie comme le fruit auquel je la compare ; elle était dépourvue de caillots, et présentait plus évidemment, que toutes les précédentes ce déchirement, en franges de la membrane interne sur lequel j'ai insisté avec intention.

Tous ces anévrysmes se rattachaient, comme on peut le penser, à une cause identique, l'altération de l'aorte.

Cette artère, en effet, depuis son origine jusqu'à sa division, offrait un aspect chagriné, inégal, qui résulte d'une sorte de dépôt de matière albumineuse, opaline, calcaire, entre les membranes interne et moyenne et d'un épaississement de la tunique interne, incrustée en quelques points de cette même matière. Il n'y avait trace d'injection, d'ulcération, en aucun point du vaisseau ; ce qui nous éloigne de rapporter, à l'exemple de MM. Bertin et Bouillaud, la lésion dont il s'agit à l'inflammation, même chronique.

La deuxième côte droite, à laquelle correspondait l'anévrysme principal, était corrodée à son bord sternal, dans l'étendue de deux lignes, de la moitié de sa largeur et de son épaisseur.

Le cœur, rempli de caillots, était volumineux, son ventricule gauche était hypertrophié. Les poumons étaient le siège d'un engouement général qui, dans certains points même, touchait à l'hépatisation rouge.

Les organes abdominaux présentaient l'état sain.

Le crâne ne fut pas ouvert.

Corvisart indique, comme signes de l'anévrysme de l'aorte, quand la tumeur n'est pas sensible à l'extérieur :

1º Un sifflement particulier quand le malade parle ou respire ;

2º Un bruissement sensible à la main, qui existe au-dessus du lieu où se trouve placé le cœur, cet organe battant dans sa place accoutumée ;

3º L'obscurité du son que rend la partie supérieure et moyenne de la poitrine lorsqu'on la frappe ;

4º La petitesse du pouls, et son irrégularité dans certains cas, d'autres fois son inégalité dans les deux bras ;

5º La douleur fixe entre les deux épaules.

Laënnec a ajouté comme signe plus sûr, les battements simples dans la région correspondant à l'anévrysme.

MM. Récamier, Bertin et Bouillaud ont rencontré quelquefois le bruit de soufflet dans l'anévrysme de l'aorte.

Enfin, MM. Andral, Bouillaud et Louis ont constaté le double battement que nous avons observé sur notre malade.

M. Carswel, qui a pris le dessin de la pièce que nous présentons, a cherché avec nous l'explication de ce dernier phénomène. Il a pensé qu'il tenait au refoulement ou reflux vers le cœur de la colonne de sang qui trouvait un obstacle à traverser l'aorte. Dans une observation d'anévrysme de cette artère, recueillie sous les yeux de M. Louis, à la Pitié, et publiée dans un des derniers numéros de la Lancette, il est dit que, outre le battement de la tumeur, on entendait un bruit analogue à celui d'un liquide qui coulerait dans le cœur. Ce résultat serait en parfaite harmonie avec l'explication précitée.

Nous avons pensé que, pour le cas qui précède du moins, le double bruit indiqué pouvait bien avoir quelque rapport avec la multiplicité des tumeurs anévrysmales.

Réflexions. — La malade qui fait le sujet de cette observation est une femme de 57 ans employée à la lingerie de la
Salpêtrière depuis son jeune âge, chez laquelle on a pu
suivre presque jour par jour les progrès de la maladie. —
Les *débuts* de cette affection semblent avoir eu lieu vingt-
six mois avant la mort de la malade. La marche de la maladie s'accomplit en deux temps.

Dans le premier temps il n'y avait pas de tumeur visible et les symptômes dominants : *douleur* 1° en avant et à-
droite, de la partie supérieure du thorax, provoquée par la
pression au niveau des deuxième et troisième espaces intercostaux ; et 2° entre les deux épaules, douleur constante
et fixe), *dyspnée, tintements d'oreilles*, etc., s'amendèrent
à un tel point que la malade put sortir de l'infirmerie et
reprendre ses occupations.

Dans cet intervalle, une *violente émotion* donna un coup
de fouet à la maladie et le deuxième temps commença.

Ici, l'affection anévrysmale était visible, là où on avait
pu constater quatre mois auparavant une douleur à la
pression, existait maintenant une voussure assez étendue,
animée de battements expansifs et d'un double bruit de
souffle. Les autres symptômes, et surtout la *dyspnée*,
avaient pris une intensité considérable. Dans ses derniers
jours la malade ne pouvait plus rester couchée, et, en
proie à une horrible orthopnée qui dura environ 5 jours,
finit par succomber. — L'*autopsie* révéla l'existence de
plusieurs tumeurs anévrysmales, — dont quelques-unes
rendaient compte de certains phénomènes parmi lesquels
la dyspnée croissante qui tua la malade, — et des altérations étendues de l'aorte qui expliquaient l'origine de ces
anévrysmes.

Nous ne ferons pas de commentaires à propos de l'interprétation qui a été donnée à certains signes tels que le *double souffle*, par exemple, parce que nous tenons compte du temps qui s'est passé depuis que cette observation fut faite.

Nous dirons seulement, pour finir, que ce qui nous étonne le plus dans cette observation, c'est la manière insidieuse avec laquelle il se produisit une altération si profonde de l'aorte. — Car la malade se trouvait *malgré son âge* (57 ans), dans des conditions assez bonnes : travail peu fatigant, bonne nourriture, bonne santé.

Obs. IX. — Deux anévrysmes, l'un vrai, l'autre faux, de la crosse de l'aorte, avec hypertrophie du cœur.

(Par M. Triquet).

Le 20 avril 1847 est entré à l'hôpital de Bon Secours (salle Saint-Ferdinand n° 10.) le nommé Gaillard (Pierre) âgé de 32 ans, peintre en bâtiments.

Il est fils unique : son père et sa mère sont morts subitement; l'un à 62 ans, l'autre à 52. Il demeure à Paris depuis son enfance.

Jusqu'à 25 ans sa santé fut excellente : à cette époque, il commença à s'adonner aux boissons alcooliques d'une manière immodérée. Ce fut là, dit-il, son unique passion.

Bientôt, ses excès alcooliques devinrent extrêmes.

Chaque soir il buvait en fumant, au moins un litre d'eau de vie.

Pendant cinq années, grâce à sa robuste constitution, il put continuer ce singulier régime, sans dérangement notable de sa santé.

Cependant l'appétit avait diminué, les digestions étaient lentes et souvent très pénibles.

Dans l'hiver de 1846, le malade éprouva, sans cause connue, des accès de dyspnée assez intenses.

Ces accès qui se manifestèrent aussi bien la nuit que le jour, diminuaient pendant le repos, et augmentaient pendant tout exercice même léger.

Pour conserver ses forces qu'il sentait diminuer chaque jour, il imagina de doubler la dose des alcooliques.

L'appétit disparut pour ne plus revenir; l'amaigrissement faisait des progrès lents, mais néanmoins assez sensibles. Les accès de dyspnée avaient augmenté de fréquence et d'intensité, car plusieurs fois la suffocation avait été imminente.

L'hiver de 1846 s'est passé au milieu de ces symptômes alarmants. C'est alors, qu'ayant épuisé ses faibles ressources, et ne pouvant plus travailler, le malade est venu à l'hôpital où il a été admis, le 29 avril 1847.

C'est un homme d'une taille moyenne. Son attitude extérieure révèle encore les traces d'une constitution vigoureuse.

L'amaigrissement est peu marqué à la face, mais très manifeste à la poitrine et aux membres. Presque toutes les fonctions organiques sont dans un fâcheux état ; plus de digestion, plus de nutrition, la peau sèche, l'urine rare, foncée, non albumineuse. Mais ce qui frappe le plus au premier abord, en examinant ce malade, c'est : 1° sa figure colorée ça et là par des taches bleuâtres, aux lèvres principalement ; 2° une orthopnée si intense qu'on le dirait près de suffoquer à chaque instant, surtout, dans les efforts inouïs qu'il fait pour articuler quelques mots à voix basse ; 3° l'aphonie est complète.

Avec tout cela on rencontre à peine un peu d'œdème aux extrémités inférieures ; il n'y a pas de trace d'ascite. Le pouls est faible, irrégulier à gauche, dur, assez régulier à droite.

Le malade est constamment assis sur son lit, les bras fixés en haut dans l'attitude que prend un asthmatique au milieu d'un accès.

Il éprouve à la région précordiale une vive douleur.

La main promenée depuis la 8e côte gauche, jusqu'à la clavicule correspondante est soulevée par des battements énergiques.

Au niveau du cœur, ces battements sont simples, assez réguliers.

En s'élevant au-dessus de la base du cœur et à droite, le long du sternum, la main perçoit toujours un large mouvement d'expansion, mais ces battements sont redoublés, tumultueux, intermittents et très énergiques. Toute la région sus-cardiaque est manifestement le siège d'une voussure qui augmente à chaque contraction du cœur.

Auscultation. — Les battements du cœur sont tantôt réguliers, tantôt irréguliers ; un souffle doux s'entend à la base et couvre le 2e temps.

Depuis le mamelon jusqu'à la clavicule, on entend des battements tumultueux, irréguliers, sans souffle, le plus souvent simples, quelquefois doubles, isochrones à ceux du pouls, mais distincts de ceux du cœur : ils ne suivent aucun rhythme ; tantôt forts, tantôt faibles, tantôt lents ou rapides, ils simulent la contraction d'une large poche qui se vide à plusieurs reprises du sang qu'elle contient.

Leur maximum d'intensité est au-dessus et à droite du mamelon gauche.

Point de toux, ni d'expectoration.

La respiration est pure, mais convulsive, comme saccadée.

La percussion fait découvrir une vaste tumeur pyriforme qui surmonte la base du cœur et qui s'élève jusqu'à 4 cent. au-dessous de la clavicule. Cette tumeur dont le sommet est dirigé en haut, est large de 6 centimètres à sa partie supérieure, de 15 centimètres à sa partie inférieure. En bas, la matité à laquelle elle donne lieu se continue sans interruption avec la matité du cœur, laquelle est plus étendue en longueur et en largeur qu'elle ne l'est à l'état normal.

Les poumons ne paraissent le siège d'aucune altération.

En arrière, au niveau des 3e, 4e et 5e vertèbres dorsales on entend les battements de la tumeur tantôt simples, tantôt doubles.

Des symptômes aussi nombreux indiquaient une lésion complexe.

1° L'étendue de la matité au niveau du cœur, et l'énergie des battements de cet organe, battements qui soulevaient avec force la main et l'oreille de l'observateur, dénotaient clairement une hypertrophie considérable du cœur.

2° L'existence d'un bruit de souffle à la base et au 2e temps annonçait une insuffisance aortique.

3° Enfin la tumeur que la percussion révélait au-dessus du cœur devait être considérée comme une dilatation anévrysmale de l'aorte ; les deux bruits de souffle dont elle était le siège, bruits qui étaient isochrones avec ceux du cœur, mais qui ne coïncidaient pas avec eux, et l'inégalité des deux pouls (Corvisart) ne pouvaient être rapportés à une autre affection.

Du reste, la présence de cette tumeur faisait comprendre tous ces phénomènes morbides. Sa grande étendue transversale permettait d'expliquer la lividité bleuâtre de la face par la compression du tronc veineux brachio-céphalique gauche, ou même de la veine cave supérieure: La compression du nerf récurrent gauche rendait compte de l'aphonie complète. (Cruveilhier). Il était clair enfin que la dyspnée et la suffocation pouvaient être la conséquence de la compression exercée sur la trachée ou sur les bronches, et peut-être aussi sur le nerf pneumogastrique gauche.

La faiblesse extrême du malade ne permettait guère de songer à une médication active ; aussi se bornait-on aux préparations d'opium et de digitale, lorsque le malade succomba tout-à-coup le 5e jour après son entrée; il venait de rendre deux ou trois crachats muqueux à peine striés de sang.

Autopsie : le 27 août (?) — 1° *Cerveau*, d'une consistance normale. Injection veineuse des méninges et de la substance cérébrale. 2° *Cœur*, environ deux fois plus gros que le poing du sujet : il est hypertrophié. ses parois ventriculaires, à gauche principalement, sont épaissies avec augmentation de la cavité qu'elles limitent.

3° *Aorte.* — La portion péricardique de l'aorte offre une dilatation sacciforme, espèce de diverticulum appendu à la moitié antérieure de sa circonférence. Après avoir incisé cette portion d'aorte dilatée, on voit que cette petite poche est un anévrysme vrai de la grosseur d'un œuf de pigeon. Elle est tapissée à l'intérieur par des caillots fibrineux très adhérents.

En les enlevant on peut constater un commencement d'organisation qui indique un travail réparateur; des filaments vasculaires les pénètrent en assez grand nombre.

Au-dessus d'eux, on voit la tunique interne, qui forme le fond de la poche. Elle est épaissie, dure, friable, et se déchire avec facilité quand on veut la détacher de la tunique moyenne.

La tunique cellulaire est doublée par la péricarde.

Cette dilatation aortique explique l'insuffisance des valvules sygmoïdes et le souffle du deuxième temps.

La portion descendante de la crosse aortique offre une autre altération ou pour mieux dire, cette portion n'existe plus, elle est remplacée par une tumeur anévrysmale du volume du poing à peu près. En avant, elle comprime l'artère pulmonaire et la veine cave supérieure, en haut et en avant, elle refoule le tronc veineux brachio-céphalique.

L'artère innominée et la carotide gauche restent à droite et en dehors de la tumeur dans laquelle se trouve comprise l'origine de la sous-clavière gauche.

En dehors, la tumeur s'est creusée une loge dans le poumon gauche, tandis qu'elle repose en dedans sur la colonne vertébrale.

La partie moyenne a contracté des adhérences intimes avec la partie inférieure de la trachée. En haut le deuxième espace intercostal forme ses limites; en bas elle s'arrête un peu au-dessus de la bronche gauche.

La dissection montre que c'est un anévrysme faux.

1° La poche est formée par la tunique celluleuse. Si on l'ouvre dans le sens de sa longueur, on trouve son intérieur tapissé de caillots fibrineux, stratifiés, etc.

2° L'origine de la sous-clavière gauche présente un bouchon fibrineux, très adhérent qui obture la plus grande partie de son calibre. Ainsi s'explique la faiblesse et l'irrégularité des battements de l'artère radiale gauche.

3° Les nerfs récurrent et pneumogastrique gauches sont aplatis et semblent se perdre dans les parois de la tumeur.

4° Les vertèbres avec lesquelles l'anévrysme avait contracté des adhérences, n'offrent aucune altération.

5° La trachée au niveau de ses adhérences avec le sac, offre 3 ou 4 cerceaux cartilagineux presque complètement usés. Sur l'un d'eux se voit une toute petite fissure qui semble de formation récente ; sa communication avec l'intérieur de l'anévrysme explique le mécanisme de cette hémoptysie à peine sensible qui précéda seulement de quelques instants la mort du malade.

6° L'aorte, fendue dans toute sa longueur, offre partout dans ses parois des plaques fibreuses pseudo-cartilagineuses ou calcaires.

Des altérations analogues, mais moins avancées se rencontrent dans les principales artères.

Les organes abdominaux sont sains.

(*Bull. de la Soc. Anat.*, p. 259, XXVᵉ année, 1850).

Rapport de M. Verneuil. — L'observation précédente renferme, au point de vue des altérations anatomiques et de la symptomatologie, des faits fort intéressants. L'existence de deux variétés d'anévrysmes ayant leur siège sur le même vaisseau, à quelques millimètres de distance constitue une lésion assez rare.

L'anévrysme vrai, qui porte sur l'origine de l'aorte, eût été au temps de Scarpa une pièce curieuse, alors que ce célèbre chirurgien soutenait l'impossibilité de la dilatation uniforme et simultanée des trois tuniques artérielles, contre l'autorité de Fernel, Baillou, Guattani, Morgagni. Mais de nos jours on a tant de fois reconnu avec le scapel la présence des trois tuniques artérielles dans certaines dilatations latérales, qu'il serait banal d'y insister. Ici, la dilatation porte sur la paroi antérieure de l'aorte péricardique ; c'est jusqu'à un certain point un lieu d'élection pour ces sortes d'anévrysmes. La tumeur, au reste n'avait pas de limites inférieures bien précises : elle envahissait le plan d'insertion des valvules aortiques, de sorte que la zone artérielle, normale dans ses trois quarts postérieurs, présentait à son quart antérieur une dilatation demi-circulaire surajoutée et appartenant à un cercle d'un diamètre plus petit. Il en résultait, une insuffisance des valvules, car leurs bords adhérents ayant suivi la paroi dilatée, leurs bords libres ne pouvaient plus arriver au contact. Ordinairement l'anévrysme vrai, surtout d'un volume aussi minime ne présente pas de caillots a son intérieur ; c'était le contraire dans le cas actuel, mais le fait est justifié par l'état de la membrane interne, épaissie, dure et friable. Notons de plus que les couches fibrineuses, très adhérentes, qui commencent à s'organiser, sont pénétrées d'un grand nombre de filaments vasculaires, ce fait est exceptionnel ; en général, les caillots fibrineux s'accumulent contre les parois dilatées, y adhérent par des implantations plus ou moins fortes, plus ou moins étendues ; mais il est rare qu'il s'établisse entre le contenant et le contenu des connexions vasculaires.

A quelque distance se trouve une autre tumeur anévrysmale, c'est un *anévrysme faux* du volume du poing. Cette tumeur comprime autour d'elle tous les organes importants de la région. Le tronc brachio-céphalique est respecté, mais la sous-clavière gauche est comprise dans la tumeur, elle a perdu ses rapports d'origine, de plus, elle est presque complètement oblitérée ; je n'insiste pas sur ce fait dont le mécanisme a été si bien élucidé par le professeur Bérard. Cette lésion, au reste, se traduisait pendant la vie d'une manière claire par l'inégalité des deux pouls. Je ne passerai pas ici en revue tous les symptômes auxquels ont donné lieu les altérations que présentaient les gros vaisseaux et le cœur lui-même. Il est rare de voir une réunion aussi complète de phénomènes caractéristiques. M. Triquet ne m'a rien laissé à faire, soit dans l'énumération de ses symptômes, soit dans leur appréciation juste et rigoureuse qui l'a conduit à un diagnostic dont l'autopsie a vérifié presque tous les points. Je suis porté à admettre avec lui l'influence des alcooliques pris en excès sur la production des désordres qui dévastaient les organes centraux de la circulation. Il est seulement un point sur lequel j'appellerai un instant l'attention : les nerfs pneumo-gastrique et récurrent sont aplatis et semblent se perdre dans la tumeur. Cette lésion donne lieu à des symptômes graves, mais qui du reste ne sont pas rares, soit dans les tumeurs du cou, soit dans les anévrysmes de la partie supérieure de la poitrine. De plus le malade présente une aphonie complète. Je dois donc ici me poser deux questions, 1° à quoi est due l'aphonie ? 2° à quoi tiennent les troubles respiratoires ?

1° Si tous les physiologistes modernes sont d'accord sur ce point, que la section ou la destruction des deux nerfs récurrents donne lieu à l'aphomie complète au moins chez les sujets adultes, quelques faits semblent prouver qu'une lésion bornée à un seul de ces nerfs n'anéantit pas complètement la faculté de produire les sons.

Galien énonce très clairement ce fait ; il parle d'un chirurgien qui en enlevant des tumeurs strumeuses du cou d'un enfant, le rendit muet en lui sectionnant imprudemment le nerf laryngé inférieur. Il ajoute : Quidam alius in alio puero sectionem faciens, ipsum similiter semimutum reddidit, læso videlicet altero duntaxat nervo. (Galien, de locis affectis, lib. 1 cap. éd. Qühn, t. VIII. p. 55). Le mot *semimutum* paraît signifier que l'enfant pouvait encore jusqu'à un certain point produire des sons. Je pourrais tirer d'Ambroise Paré et de De la Motte des faits analogues. Dans le cas actuel l'aphonie dépendait-elle donc de la compression du nerf récurrent seul ou bien l'anxiété et la dypsnée auxquelles le malade était en proie, ne prenaient-elles pas une large part à la production de ce phénomène? On sait que l'aphonie se rencontre souvent dans la dernière période des affections du cœur et du poumon, alors même que les nerfs vagues ne sont nullement intéressés.

2° Plus loin, M. Triquet ajoute : «La compression des bronches, de la trachée des nerfs vagues rend compte de la dyspnée et de la suffocation Le rétrécissement du calibre des canaux aériens donne évidemment lieu à la difficulté de respirer; mais c'est encore à la compression du nerf récurrent que je serais tenté d'accorder la plus grande part dans les troubles présentés par la respiration. Voici les raisons sur lesquelles je m'appuie : il existe des faits nombreux qui justifient cette opinion. »

M. Huguier a constaté, dans un cas d'anévrysme qui avait atrophié le nerf laryngé inférieur du côté correspondant, des accès de suffocation semblables soit à ceux du croup, soit à ceux de l'œdème de la glotte. MM. Montault, Hankel, Ley, Kyll ont cité des faits analogues; il s'agissait soit de tumeurs au cou, soit de maladies des gros vaisseaux. J'ai observé moi-même deux cas qui peuvent être rapprochés des précédents : le premier sujet, jeune homme de 20 ans, était à l'hôpital pour un abcès froid de la partie antérieure de la poitrine. Les ganglions du cou s'engorgèrent successivement jusqu'au point d'acquérir du côté gauche seulement le volume du poing; à trois reprises ce malade fut pris d'accidents de suffocation, s'accompagnant d'un sifflement laryngien intense; c'étaient de véritables accès venant subitement et cédant avec facilité à quelques sinapismes ou à une potion diacodée. Le second malade avait un vaste phlegmon de la région du cou; trois fois dans la nuit, je fus appelé à lui porter secours pour des attaques de suffocation subitement venues; sa face était fortement injectée, le malade était dans la plus grande anxiété, et pourtant, chez aucun de ces deux sujets, je ne pus constater d'autre phénomène stéthoscopique, qu'une diminution du bruit respiratoire. Les accidents chez ce dernier disparaissaient d'eux-mêmes. Au dire de l'auteur de l'observation la respiration est *pure* mais saccadée et comme convulsive; point de toux, point d'expectoration. A l'autopsie, les poumons sont sains parfaitement, crépitants, à peine légèrement engoués à leur base. En définitive, l'organe respiratoire est donc à l'état normal; MM. Gendrin, Swan ont publié des faits entièrement semblables. En dehors des troubles que l'on peut rationnellement rapporter au larynx, nous trouvons chez le sujet dont nous examinons l'histoire, des accidents spasmodiques, une toux saccadée, de la dyspnée revenant par accès. Rappelons-nous que c'est presque toujours pour des affections dites nerveuses, telle que angine de poitrine, coqueluche, suffocation, etc.

C'est pour ces affections, dis-je, qu'on a invoqué les altérations du

De la Cueva.   8

nerf vague et le siège de ces altérations quand, il a été noté, portait toujours soit sur le tronc déjà mixte du pneumogastrique non loin du trou
déchiré postérieur, soit sur sa portion cervicale où il est accollé et
comme confondu avec cette branche du spinal, que Bischoff, Bendz et
avec eux, M. Longet, appellent branche originelle du nerf récurrent.

D'un autre côté, comment concilier cette intégrité du poumon
avec les expériences de MM. Descot et Bérard, Magendi et Longet?
Ces physiologistes ont en effet prouvé que la destruction d'un nerf
pneumo-gastrique amenait au bout d'un certain temps dans le poumon
correspondant des altérations incompatibles avec la vie. Je pense donc
que le tronc du nerf vague proprement dit a joué dans les phénomènes
offerts par notre malade un rôle sinon insignifiant, au moins peu important. Je suis pourtant loin de refuser au pneumo-gastrique une large
influence dans les fonctions du poumon ; mais les travaux de Legallois
sur le larynx et le rôle de ses nerfs ne permettent plus d'apprécier la
nature des troubles respiratoires sans jeter un coup d'œil sur la glotte.
Or, nous ne voyons ici aucun désordre dans le poumon; la compression
du nerf vague n'a donc pas amené de résultats funestes. C'est parce que
l'autre nerf était sain et susceptible par ses nombreuses anastamoses de
suppléer au nerf malade et qu'ensuite la totalité des fibres nerveuses
n'était probablement pas intercepté au point d'empêcher complètement
la transmission de l'influx nerveux. Cette dernière hypothèse reçoit
d'ailleurs un appui des conclusions de Dupuytren, car d'après cet ex-
périmentateur la sixième et quelquefois une moindre partie des nerfs vagues suff à l'entretien de la respiration. Pour me résumer, l'observation de M. Triquet me paraît devoir fixer l'attention à cause de l'intérêt
qu'elle renferme et à cause aussi du soin avec lequel elle a été recueillie;
si je me trouve quelque peu en dissidence avec lui, c'est que les questions physiologiques soulèvent à chaque pas des doutes que la science
n'a pas encore complètement levés.

Réflexions. — Cette observation est très intéressante,
surtout au point de vue de l'étiologie.

M. le professeur Verneuil, qui a fait sur elle un rapport
très favorable, reconnaît aussi l'influence de l'*alcoolisme*
dans la production de l'endartérite chronique qui donna
lieu bien plus tard à tous les accidents que nous avons vus
entraîner la mort.

Cet intérêt cesse pour nous seulement, dans la partie

qui touche l'anatomie pathologique, car aujourd'hui toute tentative de classification de lésions des tissus qui ne peut être constatée par l'examen microscopique, n'a aucune importance.

Quant à l'interprétation physiologique des phénomènes constatés pendant la vie du malade, elle nous semble, comme à M. le professeur Verneuil, sans reproches.

Obs. X. — Communication faite par M. Deguise, à la Société anatomique, sur un cas de double anévrysme de l'aorte, avec ouverture de l'une des tumeurs dans la plèvre gauche, et mort subite.

(Extrait des procès-verbaux).

M. Deguise met sous les yeux de la société deux anévrysmes de l'aorte trouvés à l'autopsie d'un homme qui est mort à l'hôpital de Charenton. Au premier examen du malade, n'ayant trouvé aucun battement sur le trajet des artères radiale, brachiale et sous-clavière, des deux côtés, M. Deguise examina avec soin la région précordiale. Il n'y avait pas de matité plus étendue qu'à l'état normal, et pas de frémissement cataire ; les bruits du cœur étaient sourds et il y avait un bruit de souffle au premier temps. Le murmure respiratoire ne s'entendait pas sous la clavicule gauche ; on ne percevait aucun souffle sur le trajet de la crosse de l'aorte Les artères des membres inférieurs battaient d'une manière normale, et, du côté de ces membres, il n'y avait pas d'œdème. Le malade pouvait marcher sans éprouver une grande gêne de la respiration ; il avait une aphonie presque complète. On diagnostiqua un rétrécissement de l'orifice aortique. Cet homme mourut subitement, quelques jours après son entrée à l'hôpital.

A l'*autopsie* on trouve deux tumeurs anévrysmales; l'une occupait la crosse de l'aorte à sa partie supérieure ; elle avait le volume d'une grosse orange, et elle paraissait ancienne à en juger par les caillots fibrineux qui remplissaient presque toute sa cavité. Le tronc brachio-céphalique était fixé à la tumeur et déprimé par des brides et des fausses membranes résistantes. L'artère sous-clavière gauche était aplatie sur la première côte, et la carotide primitive correspondante oblitérée par des caillots. Les artères vertébrales, examinées avec soin, ne présentèrent pas un calibre plus considérable que celui qu'elles ont ordinairement. La trachée-

artère était comprimée, et le nerf récurrent du coté gauche avait éprouvé une grande distension par le fait de l'abaissement de la crosse de
l'aorte. L'autre tumeur occupait l'aorte descendante, partie dans la
poitrine, partie dans l'abdomen ; elle était, comme la première, remplie
de caillots moins avancés, toutefois, dans leur organisation, elle avait
contracté des adhérences avec la face inférieure du poumon gauche.
Quand on ouvrit la plèvre du même coté, on remarqua une certaine
quantité de sang épanché et une petite éraillure qui établissait une
communication entre la cavité pleurale et la cavité de l'anévrysme.
La paroi postérieure de cet anévrysme était constituée par les vertèbres à nu, érodées et en contact immédiat avec le sang. (Bull. de la
Soc. Anat. 1844, XIXe année, p. 75.)

Nous avons placé, parmi nos observations, la présente
note, relative à une communication faite par M. le Dr Deguise à la Société anatomique il y a environ trente-sept
ans, malgré les lacunes qu'on y trouve, à cause de certaines
particularités physiologiques et anatomiques qui y ont été
consignées, telles que l'interruption de la circulation radiale, humérale et sous-clavière des deux côtés et l'absence
des signes physiques d'une lésion anévrysmale de l'aorte.

Obs XI. — Anévrysme double de l'aorte, l'un vrai, et l'autre faux.
Mort subite. Autopsie.

(Par Laennec).

Autopsie. — Au mois de décembre 1806, j'ai trouvé, chez un homme
mort presque subitement, à la suite de vives douleurs dans la poitrine,
un anévrysme vrai de l'aorte ascendante, du volume de la tête d'un fœtus
à terme, et un second du volume d'une grosse noix ou d'un petit œuf
situé à la partie antérieure de l'aorte descendante, immédiatement au-
dessus de l'origine du tronc cœliaque. Ce dernier présentait tous les caractères de l'anévrysme faux consécutif; il formait une tumeur distincte
de l'artère, et ne communiquait avec elle que par une ouverture de la
grandeur d'une amande ; le calibre de l'artère n'était d'ailleurs nullement
dilaté dans ce point.

En disséquant avec soin le sac anévrysmal, qui était plein de caillots

fibrineux, je retrouvai partout dans ses parois les trois tuniques artérielles. (Laennec « Traité de l'auscultation médiate », 1879, p. 925 et
926.)

Nous avons trouvé, signalés dans les Bulletins de la
Société anatomique, d'autres exemples d'anévrysme multiple de l'aorte, parmi lesquels nous pourrons citer :

1º Celui d'une pièce anatomique présentée par M. Flan-
din, vers l'année 1830, sur laquelle on pouvait constater
l'existence de *cinq* anévrysmes bien distincts, quatre siégeant au niveau de la crosse et un sur le tronc brachio-
céphalique. Toutes ces poches communiquaient librement
avec la cavité des artères, quelques-unes renfermaient des
caillots anciens adhérents aux parois du sac et, parmi elles,
il y en avait une, en voie aussi de guérison, qui se faisait
remarquer non seulement par son volume qui était plus
considérable que celui des autres, mais aussi par les saillies
dont elle était surmontée, lesquelles étaient complètement
fermées par des caillots adhérents.

2º Une autre pièce anatomique présentée à la Société par
M. Burguière, sur laquelle on remarquait un grand nombre de tumeurs qui donnaient à l'aorte un aspect bosselé
à sa partie supérieure. Parmi ces tumeurs il en était une
du volume d'une petite pomme, formée par la dilatation
successive des trois tuniques et remplie de caillots sanguins. Les parois du vaisseau offraient des concrétions
calcaires. Pendant la vie du malade, on avait observé un
bruit de souffle. (Extrait des procès-verbaux des séances
de la Soc. anat., 1830 et 1837. Bull. de la Soc. anat., t. XII,
p. 72 et suiv.)

Nous avons trouvé encore un autre exemple d'anévrysme
multiple de l'aorte dans une observation de M. le Dr Notta,
insérée dans l'Atlas d'anatomie pathologique de Lebert.

(Obs. CXCVIII, p. 574 et pl. LXXIV, fig. 1 et 2, t. I.)

Nous avons dit aussi dans notre chapitre d'étiologie que M. le Dr Hillairet, lors de la présentation du malade de M. le Dr Dujardin-Beaumetz, à la Société médicale des hôpitaux, avait rappelé qu'il avait vu un cas analogue à celui de notre maître, chez un vieillard de 82 ans, dont on peut voir les pièces anatomiques au musée du Val-de-Grâce.

Et nous ne serons pas surpris de savoir qu'il existe beaucoup d'autres exemples cités dans des ouvrages où nous n'avons pas eu le temps de les rechercher.

CONCLUSIONS.

Nous sommes arrivés à la fin de notre travail, par un chemin assez long, il est vrai, mais que nous avons été forcés de suivre, à cause des rapports si étroits qui existent entre les deux variétés de l'anévrysme aortique que nous avons essayé de décrire, l'*anévrysme unique* et l'*anévrysme multiple*. Nous avons suivi le plus exactement qu'il nous a été possible le programme que nous nous étions tracé et voici ce que nous avons pu conclure :

1º Que le seul caractère pathognomonique des anévrysmes multiples de l'aorte consiste dans l'existence de *plusieurs tumeurs anévrysmales* sur le trajet de cette artère ;

2º Que c'est une variété de l'anévrysme de l'aorte qu'on trouve assez souvent ;

3º Que leur histoire est très intéressante à connaître surtout au point de vue des idées diathésiques qu'ils ont fait naître, du pronostic et du traitement ;

4° Que les seules difficultés qu'on peut rencontrer pour diagnostiquer ces anévrysmes sont les mêmes qui existent pour diagnostiquer l'anévrysme unique, difficultés multipliées par le nombre des tumeurs ;

5° Que les cas d'anévrysmes multiples de l'aorte les plus difficiles à diagnostiquer sont ceux dans lesquels les tumeurs sont très rapprochées les unes des autres et siègent sur l'aorte thoracique descendante ;

6° Que les cas les plus faciles à diagnostiquer sont, au contraire, ceux dans lesquels il existe par exemple une tumeur à la crosse et une autre sur l'aorte abdominale ;

7° Qu'il est assez heureux pour nous que les choses se passent ainsi, car, justement, la plus grande contre-indication qui peut exister pour l'emploi de l'électrolyse dans la cure des anévrysmes, c'est la possibilité de l'existence d'une tumeur analogue dans la région de l'abdomen ;

8° Que si l'on veut être un peu exact et faire un diagnostic assez complet, il faudra, toutes les fois que l'on est en présence d'un cas d'anévrysme de l'aorte, soumettre le malade à un examen minutieux : 1° de la partie antérieure et postérieure de la poitrine et de l'abdomen à l'aide de la percussion, de la palpation et de l'auscultation ; 2° des modifications du pouls dans les artères du cou, des membres supérieurs et des membres inférieurs à l'aide des appareils enregistreurs mis en usage par MM. Marey et Franck ; 3° tenir compte de la forme de certains symptômes de compression, tels que la dyspnée, la dysphagie et la douleur ; 4° n'oublier de pratiquer simultanément et alternativement le procédé indiqué par Scheele, de Dantzig.

INDEX BIBLIOGRAPHIQUE

Bulletins de la Société anatomique, année 1823-1875, t. V, VI, XI, XII, XXV, XLI, XLII, XLIII, XLVI.

Laennec. — Traité de l'auscultation médiate.

Cruveilhier. — Anatomie pathologique générale, 1852.

Broca. — Traité des anévrysmes, 1856.

Bouillaud. — Diagnostic des anévrysmes de l'aorte (Thèse de Paris, n° 146, année 1823).

Lebert. — Anatomie pathologique avec atlas (Cite un cas d'anévrysme multiple de l'aorte observé par Notta).

Mandron. — Thèse sur les anévrysmes spontanés, 1866.

Potain. — Anévrysme de l'aorte diagnostiqué par le laryngoscope, in Gazette hebdomadaire de médecine et de chirurgie, n° 35, année 1865.

Stokes. — Maladie du cœur et de l'aorte, 1864.

Laboulbène. — Nouveaux éléments d'anatomie pathologique, 1879.

Lancereaux. — Atlas d'anatomie pathologique en deux volumes.

— Art. du Dictionnaire encyclopédique.

— Des affections syphilitiques de l'appareil circulatoire (Archives de médecine, t. II, 1873.

Richet. — Art. Anévrysme du Dictionnaire de Jaccoud.

Luton. — Art. Anévrysme de l'aorte du même dictionnaire.

Lefort. — Art. Anévrysme du Dictionnaire encyclopédique.

Charcot et Ball. — Art. Anévrysme de l'aorte du même dictionnaire.

Valleix et Lorain. — Guide du médecin praticien, t. III.

Grisolle — Traité de pathologie interne, t. II.

Jaccoud. — Traité de pathologie interne, t. II.

Laveran et Teissier. — Traité de pathologie interne, t. II, 1re partie, 1879.

Peter. — Leçons de clinique médicale, 1877, t. I.

Dujardin-Baumetz. — Leçons de clinique thérapeutique sur les maladies du cœur et de l'aorte.

François Franck. — Recherches sur le retard du pouls dans les anévrysmes de l'aorte (Journal de l'Anatomie et de la Physiologie, par Ch. Robin, 1878-1879).

Bulletins et mémoires de la Société médicale des hôpitaux, 1879, t. XVI.

Laurent Robin. — Thèse sur l'électrolyse dans le traitement des anévrysmes de l'aorte. Paris, 1880.

Cornil et Ranvier. — Histoire pathologique, t. I, 2e édit., 1881.

TABLE DES MATIÈRES.

Paris. — A. PARENT, imprimeur de la Faculté de médecine, rue Monsieur-le-Prince, 31.
A. DAVY, successeur.